Lingemann
Proktologische Praxis

Bernd Lingemann

Proktologische Praxis

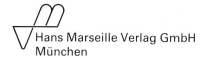

Hans Marseille Verlag GmbH
München

Prof. Dr. Bernd Lingemann
Chirurgische Universitäts-Klinik
Jungeblodtplatz 1
4400 Münster

140 Abbildungen, davon 93 farbig
und 14 Tabellen

© 1985 by Hans Marseille Verlag GmbH,
München 22
Inhaber: Hans Marseille, Verleger, München
Manuskriptvorbereitung: Wolfgang Habesohn
und Françoise Krumpel
Satz: Ingrid Dietrichstein, Johannes
Krumpel und Harald Wölfig
(mit CRTronic der Linotype GmbH)
Herstellung: Reinhold Krumpel
SW-Reproduktionen und Montage: Heinrich Spilka
Grafiken: Helmut Krumpel
Papier: OBOT mit Stern der Papierfabrik
Scheufelen
Druck: Mayr Miesbach, Druckerei und
Verlag GmbH
Leitung des Herstellungsbüros:
Christof Krumpel

Inhalt

Vorwort 7

Das Kontinenzorgan 9

Die proktologische Sprechstunde 13
  Organisation der proktologischen Sprechstunde 13
  Räumliche und apparative Voraussetzungen 16
  Erste Begegnung mit dem proktologischen Patienten 16
  Die proktologische Untersuchung 18

Hämorrhoiden 25
  Definition 25
  Ätiologie 26
  Das Hämorrhoidalleiden 28
  Symptome 28
  Therapie 28

Perianalthrombosen 35
  Definition 35
  Ätiologie 35
  Pathogenese 35
  Klinischer Befund 35
  Therapie 38

Analfissur 39
  Definition 39
  Ätiologie 39
  Pathogenese 40
  Klinik 40
  Therapie 40

Pruritus ani 47
  Definition 47
  Ätiologie 47
  Sekundärer Pruritus ani 48
  Idiopathischer Pruritus 48
  Diagnostik 50
  Therapie 50

Anorektale Abszesse und Fisteln 53
  Definition 53
  Ätiologie, Pathogenese 54
  Klassifikation der Analfisteln 56
  Klinik und Diagnose 58
  Therapie 58

Pilonidalsinus 61
  Ätiologie 61
  Klinik 62
  Differentialdiagnose 62
  Therapie 62

Pyodermia fistulans sinifica	65	**Anale und perianale Tumoren**	101
Pathogenese	65	Gutartige Tumoren	101
Klinik	65	Potentiell maligne Tumoren/	
Diagnose	67	Präkanzerosen	106
Therapie	67	Anale und perianale maligne	
		Tumoren	106
Anorektale Manifestation		Diagnostik	108
entzündlicher Darmerkrankungen	69	Therapie	108
Klinisch-pathologische			
Veränderungen	69	**Kolorektale Polypen**	111
Proktitis	70	Pathologie	112
Colitis ulcerosa	71	Klinik kolorektaler Polypen	116
Morbus *Crohn*	75	Diagnostik	116
		Differentialdiagnose	116
Rektumprolaps	79	Therapie	118
Ätiologie und Pathogenese	79		
Klinik	81	**Rektumkarzinom**	121
Therapie	82	Klinische Manifestation des	
		Rektumkarzinoms	122
Inkontinenz	89	Diagnostik	122
Grad der Inkontinenz	89	Pathologisch-anatomische Grund-	
Ätiologie	90	lagen für die Planung der stadien-	
Inkontinenz durch gestörte		gerechten differenzierten Therapie	126
Sensibilität	90	Therapie	128
Muskuläre Insuffizienz	92	Nachsorge	133
Inkontinenz durch Störung			
der Reservoirfunktion	97	**Vorbereitung und Nachbehandlung**	
Inkontinenz durch neurologische		**bei proktologischen Eingriffen**	135
und psychiatrische Erkrankungen	98	Vorbereitung	135
Mißbildungen	98	Nachbehandlung	136
		Literatur	139

Vorwort

In westlichen Kulturländern sind proktologische Erkrankungen überaus häufig. Wir rechnen damit, daß die weit überwiegende Zahl aller hier lebenden Menschen wenigstens einmal im Leben damit konfrontiert wird. Teilursachen dieser im Vergleich mit den Entwicklungsländern signifikant höheren Morbidität sind fraglos besondere Eßgewohnheiten, faserarme Kost, Adipositas, geringe körperliche Betätigung und sitzende Beschäftigung. Bei etwa der Hälfte der Kranken kommt es zu einer spontanen Heilung, die übrigen Patienten bedürfen ärztlicher Hilfe, aber nur etwa jeder zehnte gelangt in die Behandlung eines proktologisch erfahrenen Arztes.

Herr *Lingemann* bietet in der vorliegenden Monographie allen proktologisch tätigen Kollegen, also Allgemeinärzten, Internisten, Dermatologen und Chirurgen, eine Anleitung für die moderne proktologische Diagnostik, Indikationen und Therapie. Dieses überaus gut gelungene Werk ist das Resultat seiner über 10jährigen persönlichen Erfahrung in einer großen proktologischen Ambulanz und klinischen Abteilung. Aktuelle Berichte aus der Literatur und Tagungen der letzten Jahre sowie eigene wissenschaftliche Erfahrungen sind in das Konzept eingewoben. Die erstklassige Ausstattung addiert zum fachlichen Gewinn des Lesers das Vergnügen, in diesem Buch zu blättern oder es systematisch zu studieren.

Hermann Bünte, Münster

Das Kontinenzorgan

Das Kontinenzorgan *(Stelzner)* ist ein komplexes System sensibler und motorischer Funktionen, die in enger Beziehung zueinander stehen (Abb. 1). Seine Kontrahenten sind die aufrechte Körperhaltung des Menschen, die Schwerkraft, der Schlaf, die Peristaltik von Kolon und Rektum, Unterschiede des Aggregatzustands des Darminhaltes (Gas, Flüssigkeit, feste Substanz) und hohe intraabdominelle Drucke (z. B. beim Husten, Niesen und Heben schwerer Gegenstände).

Abb. 1
Anatomie und Physiologie des Kontinenzorgans

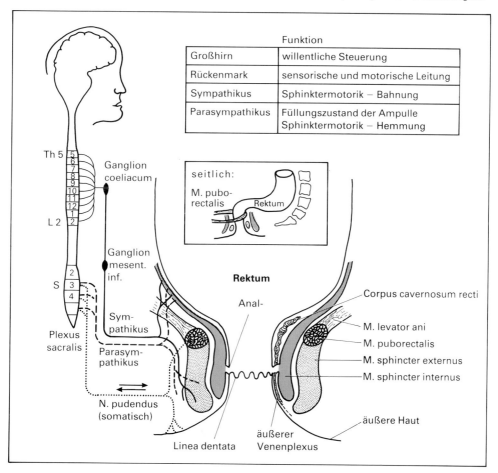

Kontinenz, d. h. willentlich kontrollierte Darmentleerung, ist an folgende Voraussetzungen gebunden:

1. ein Reservoir mit Dehnungsrezeptoren;

2. Sensibilität im Analkanal;

3. ein autonom gesteuertes, aber willentlich beeinflußbares Verschlußsystem;

4. intakte zentrifugale und zentripetale Nervenleitung und zentrale Verarbeitung der Impulse.

Der teilweise Verlust einer dieser Voraussetzungen kann kompensiert werden, der vollständige Verlust führt zur Beeinträchtigung der Kontinenz oder zur Inkontinenz.

Als Reservoir sind Rektum und Sigma dem Kontinenzorgan vorgeschaltet. Sie können die Tagesmenge an Stuhl aufnehmen, die Füllung der Ampulle erfolgt in der Regel erst kurz vor der Defäkation.

Dehnungsrezeptoren des Enddarms und die Sensibilität des Analkanals bilden das Meldesystem, das über die Dehnung der Darmwand und den Füllungszustand der Ampulle, die Differenzierung des Darminhaltes und den Funktionszustand der Schließmuskeln Aufschluß gibt. Es besteht aus 3 Komponenten:

1. Dehnungsrezeptoren der Rektumwand, die über den Parasympathikus Daten übermitteln und über die Füllung der Ampulle informieren.

2. Somatische Rezeptoren des Analkanals in der Übergangszone im Bereich der Linea dentata. Hier wird durch Berührungssensibilität der Darminhalt identifiziert.

3. Rezeptoren der äußeren Haut und des Anoderms, die im Analkanal bis zur Linea dentata reichen. Sie geben Auskunft über die Funktion der Schließmuskeln, die Qualität passierenden Darminhalts und vermitteln Schmerzen, z. B. bei zu starker Dilatation oder entzündlichen Erkrankungen. Die Impulse dieser somatischen Rezeptoren werden über den N. pudendus und den Plexus sacralis geleitet.

Das automatisch gesteuerte, aber willentlich beeinflußbare Verschlußsystem des Kontinenzorgans besteht aus 3 Muskelgruppen:

1. Der M. sphincter internus ist der erheblich verstärkte und durch einstrahlende Längsfaserbündel verdickte, im Analkanal gelegene kaudale Abschluß der glatten Ringmuskulatur des Rektums. In diesem Bereich fehlen die intramuralen Ganglienzellen, und es besteht ein Dauertonus. Der M. sphincter internus bewirkt den wasserdichten Feinverschluß des Anus mit Hilfe des hydraulischen Verschlußsystems des Plexus hämorrhoidalis. Bei Füllung der Ampulle erschlafft der M. sphincter internus, der obere Analkanal öffnet sich, und der Darminhalt berührt die sensible Zone und wird als fest, flüssig oder gasförmig identifiziert.

2. Mm. levator ani et puborectalis; diese bilden den Beckenboden, die Tonisierung erfolgt willentlich oder reflektorisch, z. B. bei intraabdominellen Drucksteigerungen, beim Husten oder Niesen. Durch eine Tonussteigerung werden Beckenboden und Analkanal angehoben (Abb. 2). Der anorektale Winkel wird kleiner, Rektumvorderwand und -hinterwand legen sich aneinander, und es entsteht ein Verschluß nach dem Quetschhahnprinzip, der auch hohen Drucken Widerstand leisten kann.

Bei der Defäkation erschlaffen die Levatoren und der Puborektalis, der Analkanal tritt nach unten, der anorektale Winkel wird größer, und das Lumen öffnet sich. Der peristaltische Druck wie auch der intraabdominelle Preßdruck setzen sich in den Analkanal fort, und die Defäkation kann erfolgen.

3. M. sphincter externus; dieser ist die kaudale Fortsetzung des M. levator ani und wird wie dieser reflektorisch oder willentlich tonisiert. Er unterstützt in Ruhe den Verschluß des Analkanals nachrangig zum M. sphincter internus und erschlafft bei der Defäkation. Kommt es bei Füllung der Ampulle zum Erschlaffen des Sphincter internus, tritt Darminhalt in den oberen Anteil des Analkanals und wird identifiziert. Bei dem nun folgenden Defäkationsreiz kann der Sphincter ani externus willentlich kurzzeitig für etwa eine Minute kontrahiert werden. Dadurch werden der Darminhalt in die Ampulle zurückverlagert und die peristaltischen Wellen abgefangen. Mit Hilfe des M. sphincter externus kann auf diese Weise bei Stuhldrang eine Defäkation verhindert oder verzögert werden.

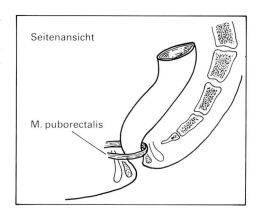

Abb. 2
Funktionelle Anatomie des Kontinanzorgans

Die Kenntnis der Anatomie und Physiologie sowie der funktionellen Verflechtung der Bestandteile des Kontinenzorgans ist Grundlage für das Verständnis von Pathogenese und Therapie proktologischer Erkrankungen und hilft bei operativen Eingriffen, Schädigungen des Kontinenzorgans zu vermeiden.

Die proktologische Sprechstunde

Proktologie oder Proktoenterologie ist die Diagnostik und Behandlung der Erkrankungen von Anus, Rektum und Kolon. Umfang und Aufwand für Diagnostik und Therapie sind abhängig von der Art der Erkrankung. ¾ der Patienten können ambulant behandelt werden, ¼ bedürfen der konservativen oder operativen stationären Therapie. Das Durchschnittsalter aller Patienten liegt bei 45–50 Jahren.

Organisation der proktologischen Sprechstunde

Die Klärung von Beschwerden im Anorektalbereich verlangt neben der proktologischen Untersuchung häufig ergänzend endoskopische, röntgenologische, bakteriologische und patho-histologische Untersuchungen. Konsiliarische Beratungen durch Dermatologen (z. B. bei allergischen Dermatosen), Internisten (z. B. bei Stoffwechselkrankheiten) und Gynäkolo-

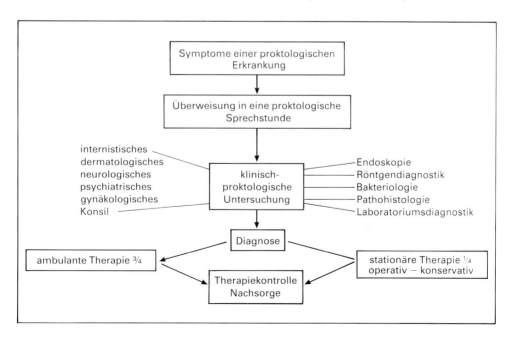

Abb. 3
Beziehungen zu Nachbardisziplinen

gen (z. B. nach gynäkologischen Operationen) sind häufig erforderlich. Welchen Umfang die eigene proktologische Sprechstunde auch immer haben soll, die Möglichkeit zur Klärung unklarer Symptome und Befunde muß gegeben sein.

Für die Therapie aller Erkrankungen im Anorektalbereich muß die Möglichkeit der stationären Behandlung in internistischen, chirurgischen, dermatologischen und gelegentlich auch psychiatrischen Abteilungen gegeben sein, wenn auch nur jeder 4. Patient ihrer bedarf.

In Abb. 3 sind die vielfältigen Beziehungen zu Nachbardisziplinen dargestellt.

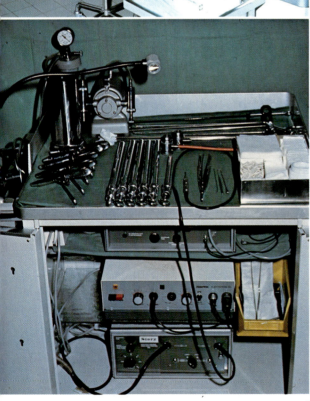

Abb. 4
Der Untersuchungsplatz

Abb. 5
Fahrbarer Instrumententisch mit Motorsaugung, Diathermiegerät und Kaltlichtquelle

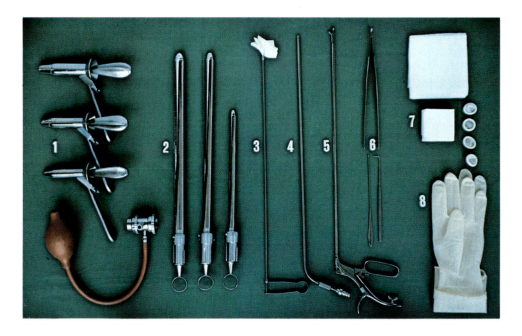

Abb. 6
Instrumente für die proktologische Untersuchung

1 = Proktoskope nach *Morgan,* 8 cm lang, 17, 20 und 24 mm Durchmesser mit Lichtleitkabelanschluß
2 = Rektoskope nach *Heinkel,* 30 cm lang, 20 und 16 mm Durchmesser und 20 cm lang, 16 und 12 mm Durchmesser mit Beleuchtungskopf, Gummigebläse und Fiberglaslichtleitkabelanschluß
3 = Tupferhalter, 40 cm lang
4 = Metallsaugrohr, 40 cm lang
5 = Probeexzisionszange, 40 cm lang
6 = Pinzetten, gerade Sonden und Hakensonden
7 = Tupfer
8 = Handschuhe und Fingerlinge

In der proktologischen Sprechstunde wird man sich auf die Anamnese, die orientierende klinische Untersuchung sowie die klinische und endoskopische Untersuchung der unteren Kolonabschnitte und Entnahme von Proben für bakteriologische und patho-histologische Untersuchungen beschränken. Wer die nötige Einrichtung und Erfahrung besitzt, kann darüber hinaus die Röntgenkontrastdarstellung des Dickdarms sowie die Koloskopie unter Bildwandlerkontrolle durchführen. Der Aufwand an Instrumenten, Vordrucken zur Anforderung zusätzlicher Untersuchungen und Informationsblättern zur Vorbereitung für die Patienten sowie der Zeitbedarf für die Erstuntersuchung lassen es für den niedergelassenen Arzt zweckmäßig erscheinen, einen bestimmten Termin außerhalb der allgemeinen Sprechstunde für die proktologische Sprechstunde zu wählen. In Krankenhäusern und Kliniken hat sich die proktologische Spezialsprechstunde zu bestimmten Zeiten außerhalb des allgemeinen Ambulanzbetriebes bewährt.

Räumliche und apparative Voraussetzungen

Als Untersuchungszimmer eignet sich ein Raum von wenigstens 16 m². Waschbecken und Reinigungsbecken für Instrumente sowie eine Toilettenanlage in unmittelbarer Nähe sind erforderlich. Der Untersuchungsplatz (Abb. 4) besteht aus einer 70–80 cm hohen, flachen Untersuchungsliege mit verstellbarem Kopfteil, einem Sitzhocker mit Rollen und einem fahrbaren Instrumententisch. Auf diesem befinden sich eine Kaltlichtquelle mit Fiberglaslichtkabel, eine Motorsaugung mit regulierbarem Vakuum und ein Diathermiegerät sowie eine einstellbare fokussierte Lampe (Abb. 5).

Auf der oberen Platte des Tisches werden die Untersuchungsinstrumente und Hilfsmittel gelagert (Abb. 6).

Die Endoskope werden unmittelbar nach dem Gebrauch gereinigt und anschließend in desinfizierender Lösung gelagert. Pinzetten, Probeexzisionszangen und Spritzen werden in einem Tischautoklaven sterilisiert.

Je nach Anzahl der Untersuchungen werden alle Instrumente in ausreichender Zahl vorgehalten, um Verzögerungen zu vermeiden. Am Schreibplatz des Untersuchers sind alle erforderlichen Vordrucke zur Anforderung von ergänzenden Untersuchungen (Röntgen, Histologie, Bakteriologie), Handzettel für die Patienten zur Vorbereitung der Koloskopie oder Röntgenuntersuchungen und Rezeptformulare sowie Abstrichröhrchen, Behälter für Stuhlproben und formaldehydgefüllte Röhrchen für Probeexzisionen vorhanden. Kleinere Eingriffe, wie Inzisionen und Ausräumung von Perianalvenenthrombosen, Entfernung von Kondylomen oder perianalen Hautfalten und hypertrophen Papillen führen wir in Lokalanästhesie durch. Dazu sind Scheren, Pinzetten, Einmalskalpelle sowie Injektionsspritzen und isolierte Schlingenführer und Saugrohre notwendig (Abb. 7).

Zur Endoskopie höherer Darmabschnitte in der proktologischen Sprechstunde werden Sigmoidoskope (65 cm Arbeitslänge) vorgehalten (Abb. 8).

Erste Begegnung mit dem proktologischen Patienten

Der Arzt muß sich bemühen:

1. die natürliche Scheu vor einer proktologischen Untersuchung zu nehmen,

2. durch eine klinische Allgemeinuntersuchung andere Erkrankungen nicht zu übersehen und

3. durch eine schonende und schmerzlose Untersuchung dem Patienten die Angst zu nehmen.

Zur Dokumentation der Anamnese und der Untersuchungsergebnisse und zur Therapiekontrolle hat sich ein vorgedrucktes proktologisches Krankenblatt (Abb. 9) bewährt, besonders, wenn auch in Ausbildung befindliche Ärzte an der Sprechstunde beteiligt werden. Es erhebt keinen Anspruch auf ausführliche Vollkommenheit und läßt dem Mitarbeiter erforderlichen Freiraum.
In der Anamnese werden neben der proktologischen Erkrankung auch andere wesentliche Erkrankungen berücksichtigt. Spontan geschilderte Beschwerden des Patienten werden aufgenommen, in 95% werden diese auf Hämorrhoiden zurückgeführt. Erst gezielte Fragen geben weiteren Aufschluß. Wesentliche Daten sind:

1. Beimengungen oder Auflagerungen von Blut, Schleim oder Eiter und deren Häufigkeit und Farbe (Blut: hellrot-dunkel),

Abb. 7
Instrumente für kleinere Eingriffe

1 = isolierter Schlingenführer
2 = isoliertes Saugrohr mit metallischer Spitze zur Elektrokoagulation
3 = Injektionsspritze nach *Gabriel* mit gerader Kanüle
4 = Lokalanästhetikum und Einmalinjektionsspritze
5 = Schere und Pinzette
6 = scharfer Löffel

Abb. 8
Sigmoidoskop

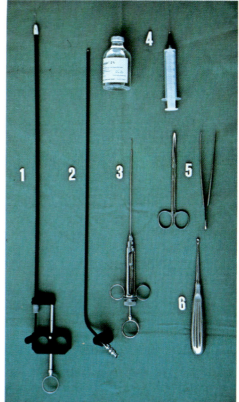

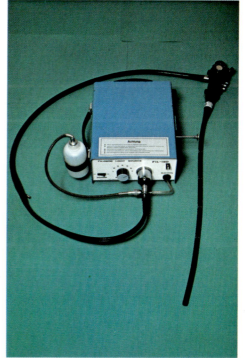

2. Schmerzen, Brennen, Juckreiz, Fremdkörpergefühl,

3. Schwellungen sowie deren Lokalisation und Schmerzhaftigkeit,

4. Nässen und gegebenenfalls Stuhlverschmutzung der Analregion (Kontinenz!),

5. Gewichtsverlust,

6. Veränderung der Stuhlgewohnheiten, Obstipation – Durchfall – Meteorismus.

Es folgt die allgemeine klinische Untersuchung, gegebenenfalls ergänzt durch Laboruntersuchungen. Zunächst werden in Rückenlage das Abdomen und die Leistenregion palpiert, um palpable Tumoren, schmerzhafte Resistenzen und Lymphknotenschwellungen zu erfassen.

Die proktologische Untersuchung

Zur Vorbereitung des Patienten verabfolgen wir vor der Untersuchung ein salinisches Klysma und lassen den Patienten nach etwa 10 Minuten den Darm entleeren. Lediglich bei Verdacht auf entzündliche Darmerkrankungen verzichten wir darauf, um zunächst die Schleimhaut des nicht vorbereiteten Darmes beurteilen zu können. Selten beobachteten wir nach einem Klysma eine ödematöse Reizung der Schleimhaut.

Ist eine Sigmoidoskopie geplant, wird das Klysma in linker Seitenlage verabfolgt; der Patient bleibt 5 Minuten liegen, um bei dem danach auftretenden Stuhldrang den Darm zu entleeren. In der Regel ist dann die Untersuchung bei sauberem Darm bis zur linken Flexur leicht möglich.

Die Gabe von Laxanzien per os erschwert die nachfolgende Untersuchung durch von oben nachlaufenden dünnen Stuhl, auf sie sollte vor einer proktologischen Untersuchung immer verzichtet werden.

Nach der allgemeinen klinischen Untersuchung wird die proktologische Untersuchung in linker Seitenlage (»Sims-Posi-

▶

Abb. 9
Proktologisches Krankenblatt

Abb. 9

Beschwerden:

Blutungen mit / zwischen Stuhlgang:

Schmerzen ununterbrochen / intermittierend / während / nach der Defäkation

Schwellung   Nässen   Reizzustand

Gewichtsverlust   Kilo /   Tage. Darmtätigkeit   / Tag.

Befund:

Allgemeinzustand

Abdomen

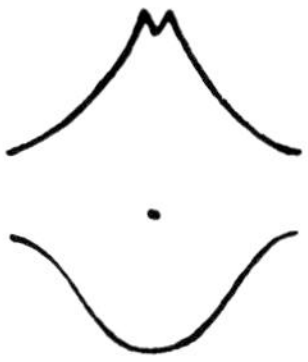

Rektale Untersuchung:

Inspektion

Palpation

Proktoskopie

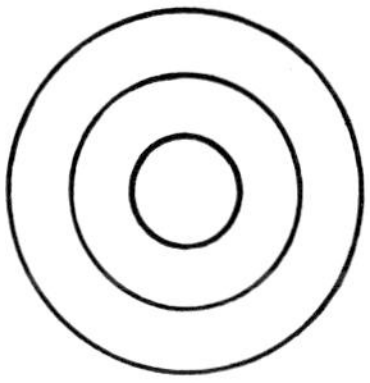

A

Rektosigmoidoskopie

tion«) fortgesetzt. Dabei wird das Becken auf einem etwa 6–8 cm starken Sandsack erhöht gelagert. Der Patient wird mit einem Tuch soweit abgedeckt, daß die Analregion der Untersuchung zugänglich ist. So ist die instrumentelle Untersuchung schmerzfrei und bequem möglich (Abb. 10).

Der Untersucher trägt Gummihandschuhe, für die rektal-digitale Austastung werden ein Fingerling und ein Gleitmittel benötigt.

Bei der folgenden Inspektion der Analregion werden Farbe und Zustand der Haut, Rhagaden und Fissuren, sezernierende Öffnungen, Knotenbildungen und Hautfalten beurteilt. Dann wird der Patient zum Pressen aufgefordert; dabei finden prolabierende Knoten oder Schleimhautanteile sowie der Füllungszustand der Perianalvenen Beachtung (Abb. 11).

Bei der folgenden Palpation wird die Perianalregion auf Indurationen, Strangbildungen oder druckdolente Bezirke abgetastet.

Es folgt die rektal-digitale Untersuchung. Der untersuchende Finger wird zunächst in den äußeren Analring eingelegt, um dann mit der spontan erfolgenden Relaxation des Sphincter internus die weitere Palpation des Analkanals vorzunehmen (Abb. 12).

Beurteilt werden Lage und Größe von Prostata bzw. Portio, Indurationen oder Schmerzempfindungen im Bereich der Wände des Analkanals, der Tonus der Schließmuskulatur sowie Lage und Tonus der Puborektalisschlinge. Wandunregelmäßigkeiten, Indurationen und Tumoren im Analkanal und im unteren Rektum sind tastbar. Nahezu 25% aller Kolon- und Rektumkarzinome können mit dem palpierenden Finger erreicht werden!

Es folgt die Rektosigmoidoskopie. Mit dem 30 cm langen Instrument werden die Ampulle und das Rektum untersucht. Meistens gelingt auch die Inspektion des unteren Sigmas. Bei Verdacht auf eine ent-

Abb. 10
Linke Seitenlagerung des Patienten

Abb. 11
Inspektion der Analregion

Abb. 12
Digitale Untersuchung

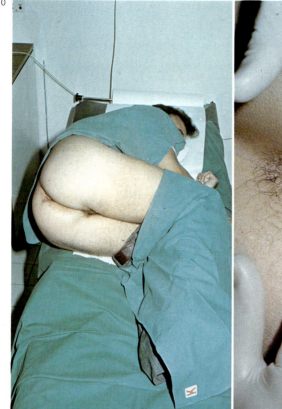

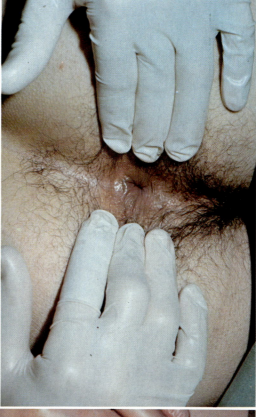

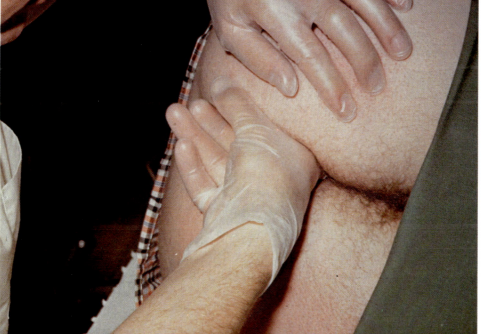

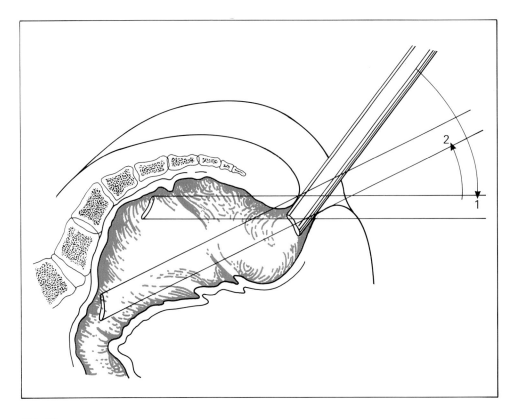

Abb. 13
Rektoskopie

zündliche Darmerkrankung erfolgt diese Untersuchung zunächst ohne Vorbereitung, um das Bild der Schleimhaut zu beurteilen.

Das Instrument wird, nachdem die Spitze in Gleitmittel eingetaucht wurde, in den äußeren Analring eingelegt und mit der Relaxation des Sphincter internus der Richtung des Analkanals folgend etwa 6 cm eingeführt (Abb. 13). Nach Entfernung des Obturators und Aufsetzen des Kopfes wird das Instrument unter Sicht und mit möglichst geringer Luftinsufflation vorgeschoben. Die Untersuchung läßt sich ohne Schwierigkeiten bei den meisten Patienten bis in eine Höhe von 20—25 cm leicht durchführen; gelegentlich ist es jedoch schwierig, bei fixierter Abwinklung des Sigmas nach vorhergegangenen Operationen oder nach abgelaufener Divertikulitis die Höhe von 16 cm zu überwinden. Die Untersuchung würde zu schmerzhaft; die Inspektion der höheren Abschnitte darf bei Beschwerden nicht erzwungen werden, gegebenenfalls ist ergänzend eine Sigmoidoskopie oder eine Röntgenuntersuchung durchzuführen. Die Inspektion der Darmwand erfolgt sowohl beim Vorschieben als auch beim langsamen Zurückziehen des Instruments, auch kleinste Schleimhautveränderungen lassen sich so sicher erfassen und lokalisieren.

Abgeschlossen wird die Untersuchung durch die Proktoskopie. Wir bevorzugen das endständig gerade Proktoskop nach *Stelzner* oder *Morgan*. Damit können Veränderungen der Rektumschleimhaut und des Anoderms, Hämorrhoiden, hypertrophe Papillen und innere Fistelöffnungen im Bereich der Linea dentata oder im Analkanal erfaßt werden.

Lage und Ausdehnung pathologischer Befunde werden im proktologischen Krankenblatt (Abb. 9) dokumentiert. Die Angabe der Höhe erfolgt in Zentimeter vom äußeren Analring, die Lage nach dem Uhrzeigersinn, dabei ist anterior-genitalwärts 12 Uhr.

Aus makroskopisch veränderten oder tumorösen Anteilen der Darmwand werden Probeexzisionen entnommen, kleinere Polypen mit der Biopsiezange entfernt und größere, gestielte Polypen wandnah abgetragen und zur histologischen Untersuchung eingesandt. Knipsbiopsien aus Polypenkuppen oder aus dem Stiel können keinen Aufschluß über die Dignität geben.

Bei entzündlichen Veränderungen sind Mehrfachbiopsien aus verschiedenen Regionen bzw. Höhen notwendig (Stufenbiopsie).

Eine ausreichende Information des Pathologen über den klinischen Befund sowie eine exakte Fragestellung sind im Sinne einer effizienten Zusammenarbeit erforderlich.

Die Röntgenuntersuchung im Doppelkontrastverfahren erfolgt bei entzündlichen Erkrankungen, Polypen und Tumoren. Damit können wir die Ausdehnung eines Befundes, weitere, in höheren Darmabschnitten vorhandene Polypen oder die bei Karzinomen in 3% aller Patienten auftretenden Doppelkarzinome ausschließen. Eine Röntgenuntersuchung veranlassen wir außerdem bei hartnäckiger chronischer Obstipation, Stenosebeschwerden oder Blut- und Schleimbeimengungen im Stuhl ohne krankhaften Befund der unteren Darmabschnitte. Die Untersuchung erfolgt ambulant, zur Vorbereitung erhält der Patient ein drastisch wirkendes Laxans sowie ein Merkblatt mit Hinweisen zur Vorbereitung des Darmes.

Bei Stenosen, Polypen oder unklaren Befunden in höheren Darmabschnitten wird eine Koloskopie mit Probeexzision bzw. Exstirpation von Polypen veranlaßt. Da diese Untersuchung, bedingt durch die notwendige Vorbereitung, Einsatz von Geräten und Zeit, deutlich aufwendiger ist, sind jedoch vorher die bisher genannten diagnostischen Möglichkeiten auszuschöpfen.

Hämorrhoiden

Das Hämorrhoidalleiden ist das häufigste Krankheitsbild, mit dem der proktologisch tätige Arzt konfrontiert wird. Diese hohe Inzidenz ist es wohl, die dazu führte, daß 95% aller Menschen Beschwerden in der Analregion, besonders Blutungen, auf Hämorrhoiden zurückführen. Bei $2/3$ der Patienten trifft das zu, bei $1/3$ sind es Symptome anderer Ursachen.

Definition

Zum Kontinenzorgan *(Stelzner)* gehört das Corpus cavernosum recti, der oberhalb der Linea dentata liegende, von Mukosa bedeckte Plexus haemorrhoidalis. Dieser ist mehr oder weniger stark ausgeprägt und hat bei geschlossenem Analkanal bei tonisiertem M. sphincter ani internus als blutgefülltes Polster eine abdichtende Funktion. Im Zusammenspiel

Abb. 14
Lokalisation innerer Hämorrhoiden

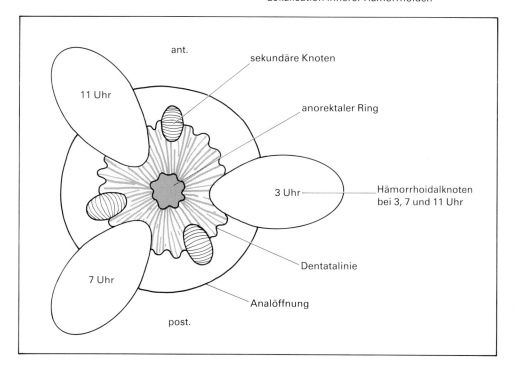

mit dem Sphincter internus besorgt er die Feinkontinenz. Hämorrhoiden sind Hyperplasien des Corpus cavernosum recti.

Der Plexus haemorrhoidalis wird von den Ästen der A. haemorrhoidalis sup., die sich retrorektal in einen linken und 2 rechte Äste teilt, gespeist. Diese Arterien treten (in Steinschnittlage gesehen) bei 3, 7 und 11 Uhr durch die Rektumwand und versorgen das Corpus cavernosum. Vor allem in diesen Bereichen sind innere Hämorrhoiden zu finden, dazwischen können Sekundär- oder Satellitenknoten auftreten (Abb. 14). Der venöse Abfluß erfolgt in den entsprechenden Segmenten radiär durch den oberen Anteil des Sphincter ani internus, dessen Funktionszustand damit, wie wir heute annehmen dürfen, wesentlich an der Steuerung des Corpus cavernosum

beteiligt ist. Bei tonisiertem Sphinkter wird der venöse Abfluß geringer und das Corpus cavernosum gefüllt; relaxiert der Sphincter internus, wird der Abfluß freigegeben, und es erfolgt eine Entleerung des Gefäßpolsters. Gehalten wird das Corpus cavernosum recti durch ein Gerüst von Muskelfasern, die sich aus dem Sphincter internus und aus der äußeren Längsmuskelschicht abspalten und von *Hansen* als M. canalis ani definiert wurden. Nach kaudal wird der Plexus haemorrhoidalis in Höhe der Linea dentata durch das von *Parks* beschriebene Schleimhautligament begrenzt.

Darunter, im Bereich des von trockenem und hochsensiblem Anoderm ausgekleideten unteren Analkanals sowie im Bereich des äußeren Analringes, liegen die Venen des Plexus haemorrhoidalis externus, die sich bei Betätigen der Bauchpresse bei der Untersuchung gelegentlich sehr eindrucksvoll füllen und deren Ektasie bei Auflockerung des Becken-Bindegewebes in der Gravidität oft zu beobachten ist. Häufig werden sie irrtümlich als äußere Hämorrhoiden bezeichnet (Abb. 15). Thrombosieren diese Venen, bilden sich stark schmerzhafte Knoten, meist im äußeren Analring. Bei den akuten perianalen Thrombosen (siehe nächstes Kapitel, S. 35) ist fast immer auch eine Hyperplasie des Corpus cavernosum zu finden.

Abb. 15
Längsschnitt durch den Analkanal

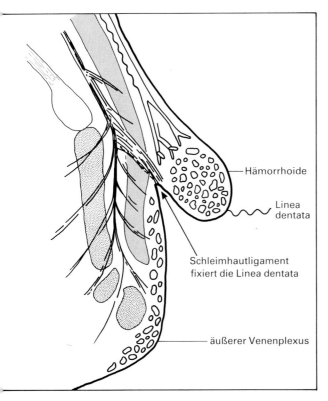

Ätiologie

Über die Ätiologie des Hämorrhoidalleidens gibt es viele Theorien: Der aufrechte Gang, sitzende oder stehende Beschäftigung, chronische Obstipation, Deszensus der Beckenorgane im höheren Alter, Adipositas und Gravidität spielen eine Rolle. Auch eine familiäre Disposition ist anzunehmen. Eine wesentliche Rolle spielt wohl eine chronische Störung der Darmentleerung aufgrund einseitiger, ballaststoffarmer Ernährung. Opulente Mahlzeiten oder reichlicher Alkoholgenuß begünstigen eine Vergrößerung des Corpus cavernosum, wohl aufgrund einer generell erhöhten Durchblutung des Intestinaltraktes. Hormonell bedingt sind Hämorrhoi-

Abb. 16
Hämorrhoiden I. Grades im Proktoskop

Abb. 17
Hämorrhoiden II. Grades

Abb. 18
Hämorrhoiden III. Grades

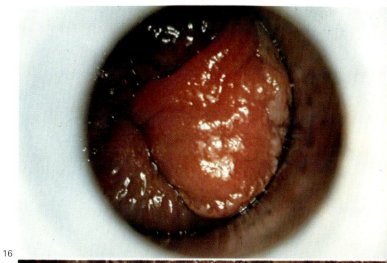

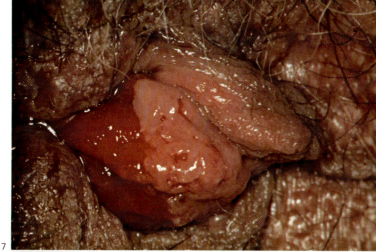

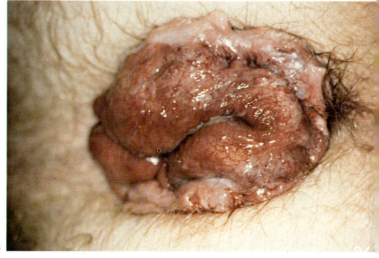

den in der Gravidität. Bei portaler Hypertension kommt es nach unseren Erfahrungen nicht häufiger zur Ausbildung von Hämorrhoiden.

Das Hämorrhoidalleiden

Die Symptome des Hämorrhoidalleidens sind vielfältig. Sie korrelieren häufig nicht mit den anatomischen Gegebenheiten. Relativ geringfügige Hyperplasien des Plexus haemorrhoidalis können erhebliche Beschwerden machen, andererseits können ausgeprägte innere Hämorrhoiden symptomlos sein.

Wir unterscheiden 3 Stadien:

Hämorrhoiden I. Grades

Es finden sich tiefrote Knoten, die in den Analkanal vorgewölbt sind und nur im Proktoskop sichtbar werden. Beim Pressen werden sie prall und können die Ebene der Linea dentata soeben überschreiten. Außer hellroten Blutauflagerungen auf dem Stuhl machen sie wenig Beschwerden (Abb. 16).

Hämorrhoiden II. Grades

Die Knoten prolabieren beim Pressen bis zum äußeren Analring und werden dort sichtbar. Sie retrahieren sich spontan beim Nachlassen des Druckes. Neben den hellroten, manchmal tropfenden oder auch spritzenden Blutungen kommt es zu Schmerzen, Nässen, Pruritus und Schleimabsonderungen (Abb. 17).

Hämorrhoiden III. Grades

Die Knoten prolabieren beim Pressen aus dem äußeren Analring. Sie retrahieren sich nicht spontan, sondern müssen manuell reponiert werden. Blutungen stehen nicht mehr im Vordergrund, treten jedoch auch unabhängig von der Defäkation auf. Häufig sind die prolabierten Knoten ödematös, und die Schleimhaut ist oberflächlich arrodiert (Abb. 18). Durch einen begleitenden Sphinkterspasmus können heftige Schmerzen auftreten.

Den inkarzerierten Hämorrhoidalprolaps, der nicht mehr manuell reponibel ist, häufig ausgedehnte Thrombosierungen und ein erhebliches Ödem aufweist, bezeichnet *Goligher* auch als IV. Grad des Leidens.

Symptome (nach ihrer Häufigkeit)

1. Blutungen: meistens das 1. Symptom. Sie sind hellrot, im Anfangsstadium dem Stuhl aufgelagert, in späteren Stadien tropfend oder mit der Stuhlentleerung spritzend. Gelegentlich können die Blutungen auch zu sekundären Anämien führen.

2. Pruritus ani ist ein Symptom der Stadien I und II und tritt besonders häufig abends nach dem Zubettgehen auf.

3. Nässen und perianale Irritationen können in allen Stadien auftreten; besonders häufig bei Hämorrhoiden II. Grades.

4. Falscher Stuhldrang ist ein häufiges Symptom der Stadien II und III.

5. Analekzeme werden oft durch längere Behandlung mit cortisonhaltigen Suppositorien oder Salben verursacht.

6. Schmerzen in der Analregion treten hauptsächlich bei inkarzerierten drittgradigen Hämorrhoiden mit begleitendem Sphinkterspasmus auf. Bei Hämorrhoiden I. und II. Grades ist an eine begleitende Fissur zu denken (7,5%).

Therapie

Unabhängig vom Grad der Erkrankung bedürfen Hämorrhoiden der Behandlung, wenn sie Beschwerden machen.

Wegen der häufig angegebenen Entleerungsstörungen im Sinne einer Obstipation werden die Patienten ausnahmslos

Abb. 19
Injektionsspritze nach *Gabriel* und Phenol-Erdnuß-Öl

Abb. 20
Injektion des Sklerosierungsmittels im kranialen Bereich des Hämorrhoidenknotens

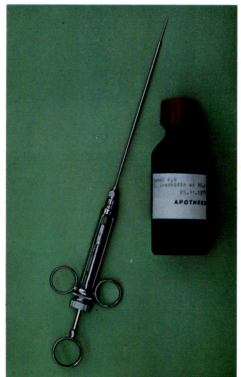

zunächst zu ballaststoffreicher Ernährung, ausreichender Flüssigkeitszufuhr und zum Verzicht auf Laxanzien angehalten.

Salben und Suppositorien dürfen entgegen dem weit verbreiteten Brauch allenfalls kurzfristig zur symptomatischen Behandlung angewendet werden. Hämorrhoiden lassen sich damit nicht beseitigen, lange angewendet fördern cortisonhaltige Präparate Candida-Infektionen der Analregion.

Injektionsbehandlung

Die Verödung ist einfach und in keiner Weise belastend für den Patienten. Sie wird ambulant durchgeführt.

Geeignet sind Hämorrhoiden I. und II. Grades.

Die injizierte Substanz führt regional zu einer entzündlichen Reaktion mit nachfolgender Bindegewebsproliferation; diese ist nach 2–3 Wochen abgeschlossen. Das vermehrte Bindegewebe umgibt die submukösen Gefäße, festigt den submukösen Raum und drosselt den Blutzufluß. Der Hämorrhoidenknoten schrumpft.

Zur Verödung hat sich bei uns das Phenol-Erdnuß-Öl bewährt (Phenol crist. 5,0, Oleum arachidis ad 100,0). Von dieser Lösung werden je nach Größe der Knoten 1–3 ml mit einer *Gabriel*-Spritze submukös injiziert (Abb. 19). Die Injektionen wer-

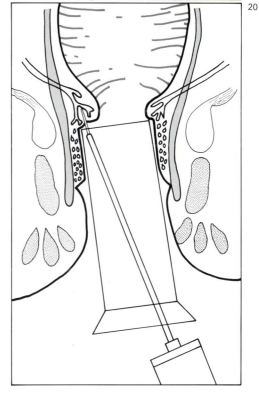

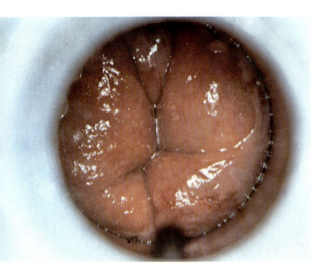

Abb. 21
Hämorrhoiden nach der Injektion

Abb. 22
Situs nach Hämorrhoidektomie: kleeblattförmige Drainageöffnungen

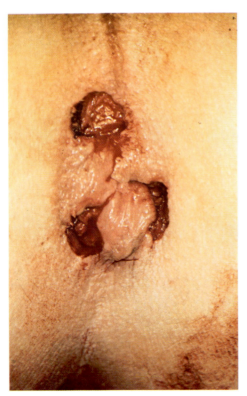

den in 3wöchigen Abständen 2–3mal gegeben und können beliebig oft wiederholt werden. Durch den Sklerosierungseffekt lassen sich jedoch bei mehreren Wiederholungen nur noch geringere Mengen submukös applizieren.

Außer dem Phenol-Erdnuß-Öl wird zur Sklerosierung Chinin-Urethanlösung 2,4%, Chinin 20%, Phenolglycerin 20% oder *Aethoxysklerol* verwendet. Von diesen Substanzen werden mit einer Rändel-Tropf-Spritze mehrfach geringe Mengen (0,2–0,4 ml) injiziert. Vor allem Chininlösungen können allergische Reaktionen und Schleimhautnekrosen verursachen!

Blutungen sistieren zu 92% bereits nach der 1. Behandlung innerhalb einiger Tage, die Beschwerden bessern sich entsprechend. Kommt es nach mehreren Injektionen nach kurzer Zeit erneut zu Beschwerden und Blutungen, raten wir zur Operation.

Technik der Injektionsbehandlung

In linker Seitenlage wird der Analkanal mit dem Proktoskop eingestellt. Mit einem Zellulosetupfer *(Regal-swab)* wird die Ampulle nach oben abgestopft. Bei der 1. Injektion wird unmittelbar oberhalb der meistens bei 3, 7 und 11 Uhr sichtbaren Knoten je nach Größe ein Depot von 1–3 ml Injektionslösung gesetzt (Abb. 20). Zeigt sich während der Injektion im Bereich der Nadelspitze ein weißer Fleck, liegt diese zu oberflächlich in der Mukosa und muß weiter vorgeschoben werden. Das Depot ist richtig plaziert, wenn sich die Schleimhaut bei erhaltener netzartiger Gefäßzeichnung glasig-bläulich vorwölbt (Abb. 21). Liegt das Depot zu tief, tritt diese Vorwölbung nicht ein. Erfolgt die 1. Injektion unmittelbar oberhalb des Hämorrhoidalknotens, werden die folgenden jeweils direkt in den Knoten gegeben.

Bei männlichen Patienten besteht bei der Verödung des 11-Uhr-Knotens die Gefahr einer Injektion in Prostata oder Samenblase mit nachfolgender Entzündung.

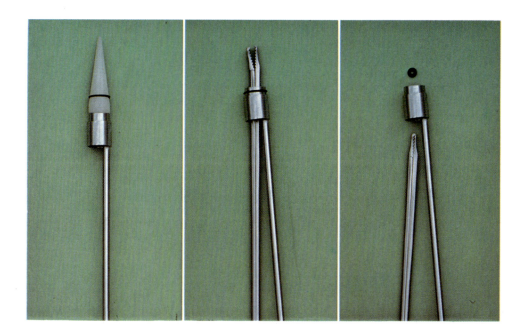

Abb. 23–25
Gummibandligator nach *Barron*

Der Einstich in die Mukosa ist schmerzlos, die Injektion wird von manchen Patienten als leichter, dumpfer Druck empfunden. Direkt oberhalb und in allen Bereichen unterhalb der Linea dentata dürfen keine sklerosierenden Injektionen gegeben werden, weil sie erhebliche Schmerzen bereiten. Es empfiehlt sich, nicht tiefer als 1 cm oberhalb der Linea dentata zu injizieren.

Operative Behandlung

Rezidive nach Injektionsbehandlung oder drittgradige Hämorrhoiden behandeln wir operativ. Das Ligatur- und Exzisionsverfahren nach *Milligan-Morgan* hat sich dafür bewährt.

In Allgemein- oder Regionalanästhesie wird in Steinschnittlage der Analkanal eingestellt und inspiziert. Die Hämorrhoidenknoten werden mit Klemmen erfaßt und nach außen hervorluxiert. Nach Exzision eines pfennigstückgroßen Hautbezirks wird der Knoten streifenförmig bis an den oberen Pol präpariert, eine Durchstechungsligatur gelegt und anschließend der Knoten abgetragen. Dabei müssen zwischen den abgetragenen Knoten mindestens 8–10 mm breite Schleimhautbrücken erhalten werden, da sonst narbige Stenosen drohen.

Nach dem Abtragen der Knoten wird weiße Vaseline (20 ml) in den Analkanal instilliert; Stopfrohre oder intraanale Tamponaden nützen nichts und bereiten erhebliche Beschwerden. Postoperativ finden sich in der Analregion kleeblattartig die zur Drainage der Wundflächen exzidierten perianalen Wundflächen (Abb. 22).

Mit der 1. postoperativen Mahlzeit wird ein mildes Quellmittel gegeben, nach der 1. Defäkation kann der Patient am 1. postoperativen Tag entlassen werden.

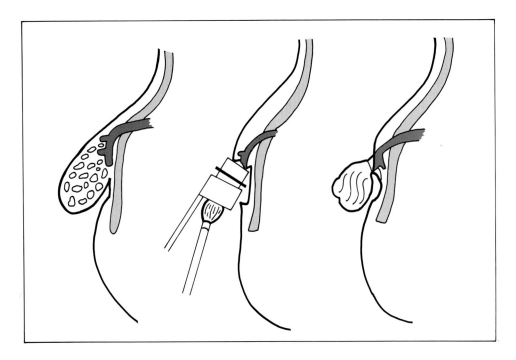

Abb. 26
Technik der Gummibandligatur

Auch bei prolabierten und thrombosierten Hämorrhoiden nehmen wir eine Hämorrhoidektomie nach dem beschriebenen Verfahren vor. Wir lassen die erhaltenen Schleimhautbrücken dabei eher etwas breiter und exzidieren die perianalen Hautflächen großzügiger. Komplikationen haben wir danach nicht beobachtet.

Das von *Parks* beschriebene und von *Arnold* modifizierte Verfahren der submukösen Hämorrhoidektomie ist in der Durchführung schwieriger und der Zeitbedarf wesentlich größer. Damit können allerdings auch große konfluierende Hämorrhoiden exzidiert werden.

Gummibandligatur

Dieses Verfahren wurde von *Blaisdell* angegeben und von *Barron* modifiziert (Abb. 23–25). Mit einer Faßzange wird der Hämorrhoidenknoten erfaßt und in den röhrenförmigen Ligator gezogen. Von dem Ligator wird dann ein Gummiring abgestreift und der in das Instrument gezogene Knoten an der Basis ligiert. Dieser wird dann nekrotisch und stößt sich nach einigen Tagen ab. Durch die im Bereich der Ligatur auch im submukösen Raum entstehende Entzündung mit Bindegewebsproliferation entsteht umschrieben der gleiche Effekt wie bei der Injektionsbehandlung (Abb. 26). Wir wenden dieses Verfahren bei ausgeprägteren Hämorrhoiden II. Grades und bei Hämorrhoiden in der Gravidität an, in Ausnahmen auch, wenn die operative Behandlung bei drittgradigen Hämorrhoiden abgelehnt wird.

Nach einer Injektionsbehandlung stellen sich unsere Patienten in 3wöchigen Abständen bis zur Beschwerdefreiheit vor, nach operativer Behandlung oder Gummibandligatur wöchentlich.

Besonders nach der Injektionsbehandlung von Hämorrhoiden II. Grades empfehlen wir Kontrolluntersuchungen nach Ablauf eines Jahres oder bei erneut auftretenden Beschwerden.

Weitere Behandlungsverfahren

Die Infrarotkoagulation hat sich in den letzten Jahren weit verbreitet. Ähnlich wie bei der Injektionsbehandlung wird der Infrarotkoagulator zunächst im kranialen Anteil des Hämorrhoidalknotens angewandt, bei der Wiederholung dann im Zentrum. Auch hier gilt, daß die Behandlung in unmittelbarer Nähe oder unterhalb der Linea dentata Schmerzen verursacht. Es werden ähnliche Resultate erzielt wie bei der Injektionsbehandlung, jedoch entstehen hier im Gegensatz dazu Schleimhautnekrosen.

Bei der Kryotherapie werden die Hämorrhoidalknoten mit einer Sonde vereist. Es entstehen Nekrosen und nässende Schleimhautdefekte.

Die Analdilatation in Narkose wird in der Vorstellung durchgeführt, daß eine venöse Stase aufgrund eines überhöhten Tonus des Sphincter internus zur Entstehung von Hämorrhoiden führt. Neben der Notwendigkeit einer Narkose und einer 3–5tägigen stationären Behandlung *(Hansen)* werden als weiterer Nachteil passagere Kontinenzstörungen in bis zu 30% angegeben.

Perianalthrombosen

Die bis zu kirschgroßen, akut auftretenden, schmerzhaften Knoten im äußeren Analring werden häufig als äußere Hämorrhoiden bezeichnet. Morphologisch handelt es sich um eine Thrombose im Bereich des venösen Plexus haemorrhoidalis externus; das Corpus cavernosum recti ist nur insoweit beteiligt, als sich fast immer auch eine Hyperplasie nachweisen läßt.

Definition

Bei den schmerzhaften, meist schwarzblau vorgewölbten Knoten im äußeren Analring handelt es sich um Thrombosen einer Vene des Plexus haemorrhoidalis externus, gelegentlich treten diese aber auch im Bereich der intermediären Venen im Analkanal auf. Es handelt sich um intravasale Gerinnsel, häufig mit begleitenden Ödemen, und nicht um Hämatome (Abb. 27 und 28).

Ätiologie

Die Ätiologie ist nicht gesichert. Es ist jedoch anzunehmen, daß es sich um stasebedingte Thrombosen im Perianalbereich handelt.

Pathogenese

Über die Pathogenese gibt es keine gesicherten Erkenntnisse. Der Schluß, daß durch kräftiges Pressen die Intima einer Vene des äußeren Venenplexus einreißen könne, ist hypothetisch. Die venöse Stase nicht gesicherter Ursache ist wahrscheinlicher. Die Schmerzen entstehen aufgrund mechanischer Irritation und der die thrombosierte Vene umgebenden Entzündung.

Klinischer Befund

Plötzlich auftretende, stechende Schmerzen in Verbindung mit einem tastbaren, bis zu kirschgroßen Knoten bestimmen das Bild. Die Schmerzen halten gewöhnlich etwa 1 Woche an, bis sie mit Resorption des Ödems oder eintretender Spontanperforation zurückgehen (Abb. 29).

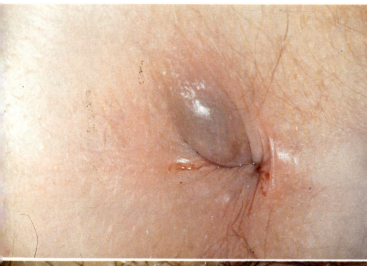

Abb. 27
Perianalvenenthrombose

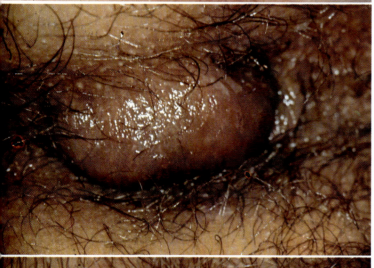

Abb. 28
Perianalthrombose mit Ödem

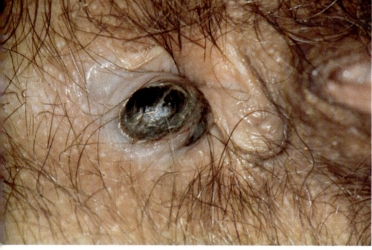

Abb. 29
Spontanperforation einer alten Perianalthrombose

Abb. 30
Rautenförmige radiäre Exzision der Haut

Abb. 31
Exzision des Thrombus

Abb. 32
Der exzidierte Thrombus

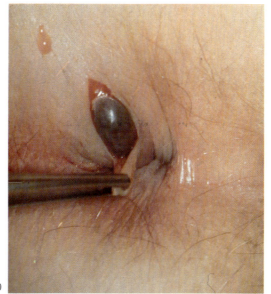

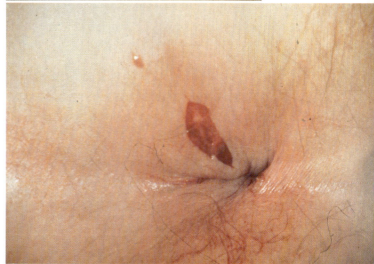

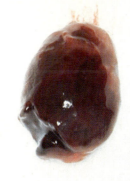

Differentialdiagnostisch ist bei den blau-roten, im späteren Stadium nicht mehr schmerzenden Knoten das anale maligne Melanom zu erwägen. Bei spontaner Ausheilung wird die Perianalthrombose nach einigen Tagen symptomfrei; nach Organisation des intravasalen Gerinnsels resultiert dann häufig eine perianale Hautfalte, die auch Mariske genannt wird.

Eine über die Inspektion der Analregion hinausgehende proktologische Untersuchung ist häufig wegen der starken Schmerzen nicht möglich. Sie ist aber nach Behandlung der Perianalthrombose anläßlich einer Kontrolle unbedingt nachzuholen.

Therapie

Die Perianalthrombose wird durch radiäre Inzision in Lokalanästhesie und Ausräumung der Thromben beseitigt. Nur selten ist eine Operation in Narkose erforderlich, z. B. bei gleichzeitig vorliegenden thrombosierten inneren Hämorrhoiden.

Beiderseits des thrombosierten Knotens wird ein Lokalanästhetikum injiziert. Die darüber liegende Haut wird rautenförmig exzidiert (Abb. 30) und nach Eröffnung des Gefäßes das thrombotische Material ausgeräumt (Abb. 31 und 32). Die Nachbehandlung erfolgt wie nach allen Eingriffen im Analbereich.

Unbehandelt kommt es entweder zur Spontanperforation des thrombosierten Knotens nach mehreren Tagen starker Schmerzen oder zur bindegewebigen Organisation und Bildung von Hautfalten.

Komplikationen konnten nach operativer Behandlung frischer Perianalvenenthrombosen in der geschilderten Weise nicht beobachtet werden.

Analfissur

Die Analfissur ist eine häufige Erkrankung im Analkanal, die mit ungewöhnlich heftigen Schmerzen während und nach der Defäkation einhergeht.

Definition

Fissuren sind längsverlaufende Epitheldefekte des Analkanals zwischen Linea dentata und äußerem Analring, die zu 90% im Bereich der hinteren Kommissur (6 Uhr), zu 8% im Bereich der vorderen Kommissur (12 Uhr) und zu 2% lateral zu finden sind.

Ätiologie

Fissuren treten meistens bei Patienten mit chronischer Obstipation auf, die kleine Mengen harten Stuhls entleeren oder nach einer Periode von Diarrhoen. Häufig findet sich oberhalb der Fissur eine hypertrophe Papille (Abb. 33), gelegentlich eine Analkrypte. Besonders bei Patientinnen

Abb. 33
Chronische Analfissur mit Vorpostenfalte, Sphinkterfasern sichtbar, unterminierter Rand

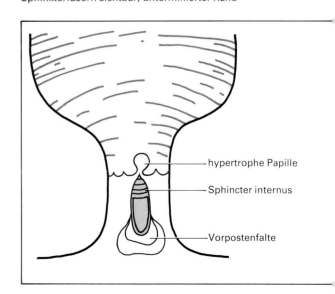

mit einer Analfissur ist häufig ein Laxanzienabusus mit erzwungener terminierter täglicher Defäkation festzustellen.

Pathogenese

Wir müssen annehmen, daß die mechanische Irritation durch harten Stuhl oder Diarrhoen in Verbindung mit einer lokalen Entzündung durch eine Papillitis oder Kryptitis zu einer Läsion des Anoderms führt. Die besondere mechanische Belastung der hinteren Kommissur bei der Defäkation ergibt, daß in diesem Bereich Fissuren am häufigsten nachzuweisen sind. Durch den lokalen Schmerz kommt es zu einem reflektorischen Spasmus des M. sphincter ani internus; dieser Spasmus kann bei Diarrhoen ebenfalls reflektorisch ohne bereits vorhandenen Schmerzreiz auftreten. Scheinbar kommt es dadurch zu einer Verminderung der Durchblutung im Bereich des Anoderms und zur Verstärkung der mechanischen Irritabilität; der entstandene Epitheldefekt kann nicht heilen oder, im Falle der Diarrhoen, er entsteht. Die einmal bestehende Fissur wird durch den sich daraus ergebenden Circulus vitiosus unterhalten.

Das nicht heilende Ulkus entzündet sich, der ehemals oberflächliche Epitheldefekt bildet einen entzündlichen, später narbigen Randwall aus, und im anokutanen Übergang führt eine ebenfalls mechanische Störung der Epithelisierung zur Ausbildung einer sog. »Vorpostenfalte«.

Klinik

Charakteristisch sind erhebliche stechende und brennende Schmerzen während und nach der Defäkation, die bis zu einigen Stunden anhalten können. Der Schmerz ist im äußeren Analring lokalisiert. Häufig wird wegen dieser Schmerzen Angst vor der nächsten Defäkation angegeben. Diese führt gelegentlich zur Zurückhaltung bei der Nahrungsaufnahme; wir haben einige Patientinnen mit einer offensichtlich dadurch bedingten Kachexie gesehen. Fast immer werden streifenförmige Blutauflagerungen angegeben, relativ selten entstehen Fissuren aufgrund einer Spontanperforation eines thrombosierten Knotens im äußeren Analring.

Wir unterscheiden nach *Thompson* 3 Stadien der Analfissur:

1. Die frische Fissur, ein oberflächlicher Epitheldefekt ohne entzündliche oder narbige Aufwerfung und Unterminierung der Ränder und ohne Vorpostenfalte (Abb. 34).

2. Die chronische Fissur mit entzündlicher oder narbiger Auftreibung der Ränder und beginnender oder fortgeschrittener Ausbildung einer Vorpostenfalte (Abb. 35).

3. Die chronische tiefe Fissur mit aufgeworfenen Rändern, Vorpostenfalte und im Fissurgrund freiliegendem unteren Rand des M. sphincter ani internus (Abb. 36).

Differentialdiagnostisch sind Ulzerationen bei einer Enteritis regionalis *Crohn*, eine Lues, eine Tuberkulose oder ein Analkarzinom abzugrenzen.

Bei Fissuren der Stadien II und III finden wir häufig eine oder mehrere hypertrophe Papillen im Bereich der Linea dentata und gelegentlich eine Kryptitis.

Therapie

Oberflächliche, frische Fissuren des Stadiums I können konservativ mit einem Dilatator behandelt werden. Dabei wird 3mal täglich ein Sitzbad verordnet, anschließend der äußere Analring mit einer anästhesierenden Salbe oder einem Gel *(Anaesthesin-Salbe 10%, Xylocain-Gel 2%)* eingerieben, dann nach einigen Minuten der mit der Salbe oder dem Gel bestrichene Dilatator in den Analkanal einge-

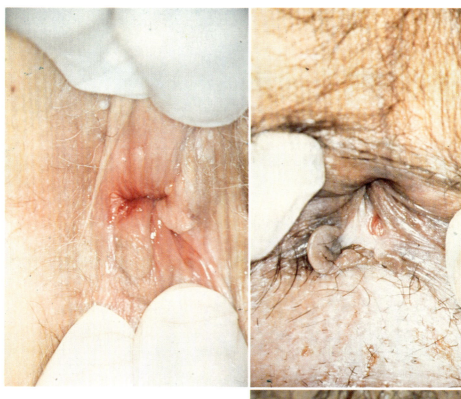

Abb. 34
Frische Analfissur

Abb. 35
Chronische Analfissur

Abb. 36
Große Vorpostenfalte bei chronischer Analfissur

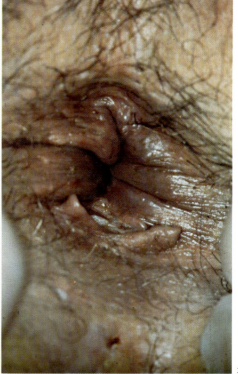

führt und einige Minuten belassen (Abb. 37). Zusätzlich wird ein mildes Quellmittel verordnet, um die mechanische Irritation zu verringern.

Für diese Behandlung erhält der Patient einen Glas- oder Kunststoffdilatator, ein Rezept über die entsprechende Salbe oder das Gel und ein Merkblatt:

Anleitung zur Dehnungsbehandlung bei Analfissur

Eine Analfissur ist ein schmerzhafter Riß in der Schleimhaut des Afters. Durch die Schmerzen kommt es zu einem Krampf des inneren Schließmuskels, dadurch wird eine Heilung des Schleimhautrisses verhindert.

Durch die Dehnungsbehandlung wird die Heilung des Risses nahezu immer möglich. Bitte verfahren Sie folgendermaßen:

1. Streichen Sie einen Strang von 2 cm *Anaesthesin-Salbe* an den After und auf das konische Ende des Dilatators.

2. Führen Sie den bestrichenen Dilatator bis zu dem Begrenzungsring in den After ein und halten Sie ihn dort für 3 Minuten fest.

3. Nach Entfernung des Dilatators machen Sie ein Sitzbad von 5 Minuten Dauer.

4. Führen Sie diese Dehnung morgens, mittags und abends durch.

5. Für die Dauer der Behandlung nehmen Sie morgens vor dem Frühstück und abends nach dem Abendessen je einen gehäuften Teelöffel *Agiolax*, danach trinken Sie bitte ein Glas Wasser.

Abb. 37
Glasdilatator zur Behandlung der frischen Analfissur

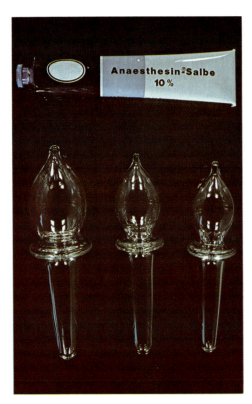

Diese Behandlung ist leicht vom Patienten selbst durchzuführen. Oberflächliche Fissuren heilen innerhalb von 8–10 Tagen ab, der Sphinktertonus bleibt jedoch bei 40% auch nach Heilung der Fissur erhöht; die Rezidivrate liegt bei etwa 30%.

Die digitale Sphinkterdehnung in Allgemeinanästhesie wird wegen der gleichhohen Rezidivrate, der notwendigen Narkose und stationären Behandlung und der in bis zu 30% auftretenden passageren Kontinenzstörungen nicht durchgeführt.

Ein Unterspritzen der frischen oder chronischen Fissur mit einem Lokalanästhetikum oder mit sklerosierenden Lösungen ist nicht sinnvoll. Mit einem Lokalanästhetikum kann der wesentliche pathogenetische Faktor Schmerz nur vorübergehend ausgeschaltet werden. Durch Unterspritzung mit sklerosierenden Lösungen wird dieser Faktor sicher nicht beeinflußt; hinzu kommt, daß Sklerosierungsmittel eine lokale Entzündung induzieren und den pathogenetischen Faktoren nicht Rechnung tragen.

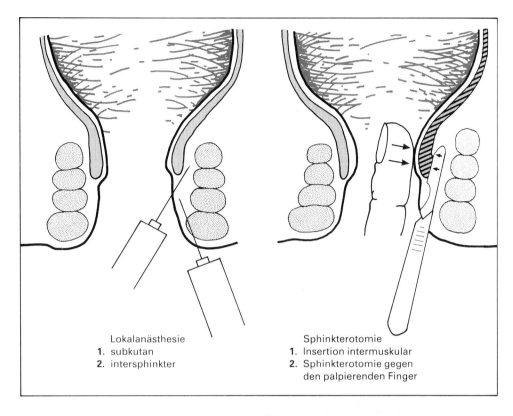

Abb. 38
Laterale Sphinkterotomie in Lokalanästhesie

Bei chronischen Fissuren II. Grades mit aufgeworfenem Randwall und beginnender oder ausgeprägter Vorpostenfalte kann die Dilatationsbehandlung gelegentlich vorübergehend Erfolge bringen, die Rezidivrate liegt jedoch bei 70%. In diesen Fällen führen wir eine laterale Sphinkterotomie nach *Parks* oder *Notaras* in Lokalanästhesie oder Allgemeinanästhesie durch (Abb. 38).

Zur Sphinkterotomie in Lokalanästhesie wird zunächst das Anoderm bis zur Linea dentata infiltriert, anschließend ein kleines Depot in den intersphinktären Raum gesetzt, die intersphinktäre Rinne ist gut tastbar. Dann wird im Bereich des äußeren Analringes eine kleine radiäre Inzision gesetzt und ein 15er Skalpell tangential zu den Fasern des Sphincter ani internus in den intersphinktären Raum eingeführt. Nach Drehung der Schneide des Skalpells zum Lumen des Analkanals wird der untere Anteil (1 cm) des Sphincter internus unter sanftem Druck der Fingerkuppe gegen das Skalpell durchtrennt. Man spürt dabei das Auseinanderweichen der Fasern. Schneidende Bewegungen der Klinge zum Lumen hin sind zu unterlassen, da dabei leicht das Anoderm eröffnet wird. Wird das Anoderm trotz aller Vorsicht verletzt, wird es mit einer Naht wieder verschlossen, die Inzision in Höhe des äußeren Analrings bleibt zur Drainage immer offen. Nach Abschluß der Sphinkterotomie ist ein dreieckförmiger Defekt des ehemals

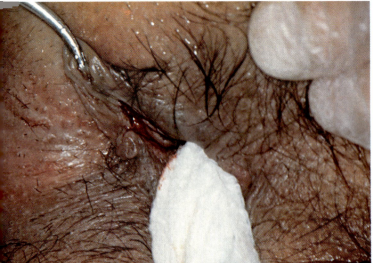

Abb. 39
Chronische Fissur mit Vorpostenfalte

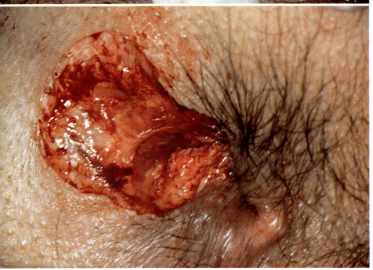

Abb. 40
Zustand nach Fissurektomie und Exzision der Vorpostenfalte

rigiden unteren Anteils des Sphincter ani internus tastbar, der zur Blutstillung noch für einige Minuten komprimiert wird.

Lediglich bei größeren narbigen Aufwerfungen des Randwalls, großen Vorpostenfalten und bei besonderer Ängstlichkeit der durch die Fissur gelegentlich auch psychisch traumatisierten Patienten bevorzugen wir den Eingriff in Narkose.

Patienten mit chronischen Fissuren des Stadiums III nach *Thompson* mit tiefer Ulzeration und freiliegendem unteren Rand des Sphincter ani internus werden stationär aufgenommen und in Allgemeinanästhesie oder Regionalanästhesie operiert. Es werden eine Fissurektomie mit Anfrischung der Wundränder und Exzision der Vorpostenfalte und eine anschließende laterale Sphinkterotomie in der beschriebenen Weise vorgenommen. Gelegentlich sind die Vernarbungen des Unterrandes des Sphincter internus so ausgeprägt, daß eine hintere Sphinkterotomie nach *Eisenhammer* geboten erscheint. In diesen Fällen verschließen wir das Anoderm bis zum äußeren Analring und lassen den in der Regel 10pfennig- bis markstückgroßen Bereich der Exzision der Vorpostenfalte zur Drainage offen (Abb. 39 und 40).

Hypertrophe Papillen oberhalb der Fissur werden abgetragen, chronisch-entzündlich veränderte Krypten gespalten.

Die Operation der Analfissur führt sofort zur Beschwerdefreiheit. Postoperativ verordnen wir ein mildes Quellmittel und 3mal täglich ein Sitzbad (Kernseife! Andere Badezusätze sind teuer und wenig hilfreich). Auch chronische Fissuren heilen nach dieser Behandlung innerhalb weniger Tage, die Rezidivrate liegt unter 5%.

Komplikationen sind äußerst selten; lediglich nach der posterioren Sphinkterotomie kommt es manchmal zu einem narbigen Defekt im Sinne der Schlüssellochdeformität, die aufgrund von Stuhlretention in dem Defekt und dadurch bedingter Verschmutzung der Wäsche gelegentlich eine Inkontinenz vortäuschen. Kontinenzstörungen haben wir bei den genannten Behandlungsmethoden nicht beobachtet.

Pruritus ani

Der Pruritus ani ist ein Symptom mannigfaltiger Erkrankungen im Analbereich, des Intestinaltrakts oder systemischer Erkrankungen. Die Ursache läßt sich im allgemeinen nachweisen; die Behandlung ist dann meistens erfolgreich, kann jedoch bei verschiedenen Formen des Pruritus sehr problematisch sein.

Definition

Der Pruritus ani ist ein Juckreiz in der Analregion, in der Regel zirkumanal oder auch intraanal bis in Höhe der Linea dentata; gelegentlich ist er auf eine Seite bzw. ein Segment des Perianalbereiches beschränkt. Die Intensität reicht von gelegentlichem einfachem Jucken bis zum quälenden chronischen Juckreiz großer Intensität, der zu einer außerordentlichen Beeinträchtigung des Wohlbefindens und der Leistungsfähigkeit des Patienten führen kann.

Ätiologie

Der Pruritus ani ist keine Erkrankung, sondern ein Symptom lokaler, regionaler oder systemischer Erkrankungen. Nur in etwa

Tab. 1
Ursachen des Pruritus ani

Sekundärer Pruritus bei

    proktologischen Erkrankungen
    Hauterkrankungen
    gynäkologischen Erkrankungen
    Parasitenbefall

Idiopathischer Pruritus

10% besteht ein idiopathischer Pruritus, bei dem der Nachweis einer ursächlichen pathologischen Veränderung nicht geführt werden kann (Tab. 1).

Sekundärer Pruritus ani

Proktologische Erkrankungen oder Konditionen, die zu vermehrter Feuchtigkeit in der Analregion führen, können einen Pruritus bedingen. Auffallend häufig wird bei Hämorrhoiden II. und III. Grades über Pruritus nach starker Transpiration oder in Ruhe kurz nach dem Zubettgehen geklagt.

Weitere Ursachen sind sezernierende Analfisteln oder Fissuren, ein partieller oder kompletter Rektumprolaps, Beeinträchtigungen der Kontinenz, eine Proktitis oder Kolitis, mangelnde Hygiene in der Analregion, sezernierende Wunden nach Eingriffen im Analbereich und der Zustand nach *Whitehead*-Operation (Abb. 41). Der Pruritus kann auch auf Karzinome und Polypen, besonders auf stark sezernierende villöse Adenome, hinweisen.

Unter den Hauterkrankungen, die zum Pruritus führen, ist in erster Linie das Analekzem verschiedener Ursachen zu nennen. Die häufigste Form ist das sogenannte Stauungsekzem beim Hämorrhoidalleiden oder Kongestionen bei entzündlichen Erkrankungen im Analbereich (Abb. 42).

Eine weitere häufige Ursache ist die Besiedlung mit Pilzen oder Hefen. Der Aspekt der Analregion mag dabei makroskopisch unauffällig sein; gelegentlich sind Vesikel oder Pusteln oder ein Ekzema marginatum beim Befall mit Fadenpilzen nachweisbar. Die Diagnose erfolgt durch mikroskopischen und kulturellen Nachweis von Pilzen oder Hefen. Mykosen sind häufig nach längerer Behandlung mit kortikoidhaltigen Hämorrhoidalmitteln nachweisbar (Abb. 43).

Allergische Kontaktekzeme entstehen aufgrund einer Sensibilisierung gegenüber Substanzen, die mit der Analregion in Berührung kommen. Hier sind Waschmittel, Toilettenpapier und Bestandteile von Salben und Suppositorien zu nennen.

Perianale Kondylome sind eine weitere juckende anodermale Erkrankung. Es sind durch HPV-Viren verursachte Fibroepitheliome, differentialdiagnostisch von Condylomata lata der sekundären Lues abzugrenzen.

Unter den gynäkologischen Ursachen des Pruritus ist der auf die Analregion ausgedehnte Pruritus vulvae zu nennen. Hier bestehen in der Regel ein vaginaler Fluor und eine Harninkontinenz. Ein Pruritus ani scheint besonders in der Menopause häufiger aufzutreten.

Der Pruritus durch parasitäre Erkrankungen wird überwiegend durch Wurminfektionen, am häufigsten durch Ascaris lumbricoides hervorgerufen. Er wird verursacht durch die Bewegungen der Würmer im Analkanal; die Diagnose erfolgt durch Stuhluntersuchung oder Nachweis von Wurmeiern in der Analregion. Gelegentlich sind die Parasiten bei einer Inspektion des Analkanals durch das Proktoskop sichtbar.

Seltener ist der Pruritus im Analbereich durch eine Pediculosis pubis verursacht; hier lassen sich die Parasiten und ihre Nissen in der Schambehaarung und in der Perianalregion nachweisen.

Idiopathischer Pruritus

Führt die Fahndung nach einer Ursache des Pruritus nicht zum Ergebnis, sprechen wir vom idiopathischen Pruritus. Als Ursachen werden Bakterien, ihre Toxine und Stoffwechselprodukte, chemische Bestandteile des Stuhls, allergische Phänomene oder eine Verschiebung des pH-Wertes zur alkalischen oder sauren Seite diskutiert.

Der gelegentliche Erfolg der Behandlung des idiopathischen Pruritus mit Antazida scheint für letzteres zu sprechen.

Abb. 41
»*Whitehead*-Anus«

Abb. 42
Chronisches Analekzem mit Kratzspuren

Abb. 43
Perianale Mykose

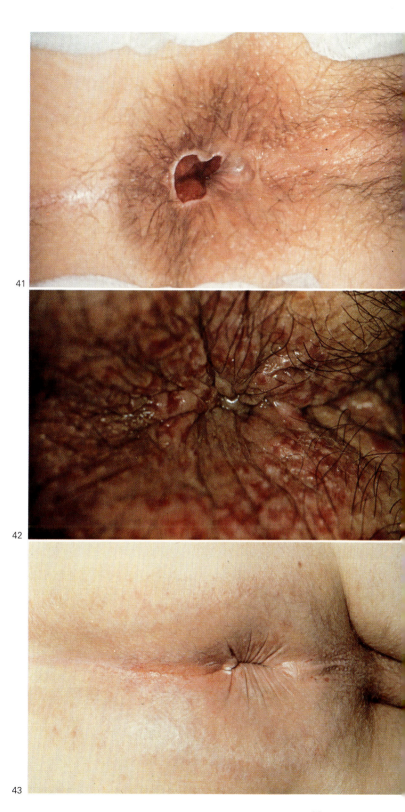

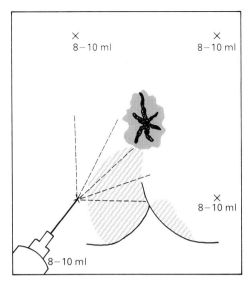 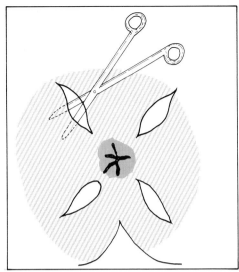

Abb. 44
Injektionstechnik nach *Buie*

Abb. 45
Subkutane Denervation der Perianalhaut und des Anoderms nach *Ball* (schraffierter Bereich)

Diagnostik

Durch eine proktologische Untersuchung einschließlich einer ausführlichen Anamnese läßt sich bei 70% aller Patienten die Ursache des Pruritus finden. Führt diese Untersuchung nicht zu dem Ergebnis, muß internistisch und dermatologisch untersucht werden. Bei 20% wird auf diesem Wege die Ursache gefunden. Bei 10% der Patienten liegt ein idiopathischer Pruritus vor.

Therapie

Die Behandlung des ursächlichen Leidens führt in der Regel zum Erfolg. Beim idiopathischen Pruritus haben wir gelegentlich beobachtet, daß bei makroskopisch unauffälligem Plexus haemorrhoidalis die trotzdem durchgeführte sklerosierende Injektionsbehandlung zum Erfolg führte und somit eine Form des Hämorrhoidalleidens ex juvantibus diagnostiziert werden konnte.

Zur symptomatischen Therapie des idiopathischen Pruritus wird der Patient zur Analhygiene angeleitet; die Analregion soll nach jeder Defäkation mit Wasser gesäubert werden. Darüber hinaus können mild adstringierende Badezusätze wie Kamillenextrakt oder Eichenrinde hilfreich sein. Spezielle diätetische Maßnahmen verordnen wir nicht, weisen unsere Patienten jedoch darauf hin, daß der Genuß von Alkohol oder scharf gewürzten Speisen den Pruritus fördert. Bei einigen Patienten haben wir nach Gabe von Antazida gute Erfolge beobachtet.

Führen die genannten Maßnahmen nicht zum Erfolg, kann eine perianale subkutane Alkoholinjektion nach *Buie* vorgenommen werden: Von 4 Einstichstellen im Perianalbereich werden je 8–10ml 40%iger Äthylalkohol fächerförmig unter streng aseptischen Bedingungen in Allgemeinnarkose unter die Perianalhaut injiziert (Abb. 44).

Selten ist es erforderlich, die perianale Haut subkutan zu denervieren. Dabei wird bei der Operation nach *Ball* von einer Inzision beiderseits des Anus die gesamte Perianal- und Analhaut bis zur Linea dentata mobilisiert (Abb. 45) oder nach *Ross* die Perianalhaut in 4 Segmenten ovalär exzidiert und die zwischen den Segmenten verbleibenden Hautbrücken unterminiert.

Eine Indikation zum Injektionsverfahren oder zu den operativen Verfahren ergibt sich glücklicherweise selten.

Anorektale Abszesse und Fisteln

Abszesse und Fisteln im anorektalen Bereich sind hartnäckige Erkrankungen, deren Behandlung Kenntnisse der Anatomie und Physiologie des Kontinenzorgans erfordern. Nur unter dieser Voraussetzung können häufige Rezidive, lange Krankheitszeiten und Beeinträchtigungen durch iatrogene Schäden des Kontinenzorgans vermieden werden. Letztere entstehen sowohl durch allzu forsches operatives Vorgehen ohne Beachtung anatomischer Besonderheiten als auch durch nicht ausreichende Versorgung mit nachfolgend notwendigen Revisionen oder Rezidivoperationen. Jeder Eingriff bei Abszessen oder Fisteln muß dem Ausmaß entsprechend so radikal wie nötig, im Hinblick auf das Kontinenzorgan aber auch so konservativ wie möglich durchgeführt werden.

Definition

Anorektale Abszesse und Fisteln sind bei der Betrachtung nicht voneinander zu trennen. Abszesse sind die akute Form, Fisteln das chronische Bild der gleichen Erkrankung. Gewöhnlich ist die Fistel die Folge eines Abszesses, nur selten kommt

Abb. 46
Schema anorektaler Abszesse

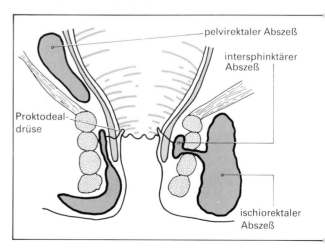

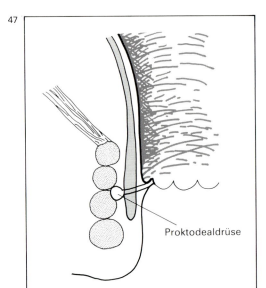

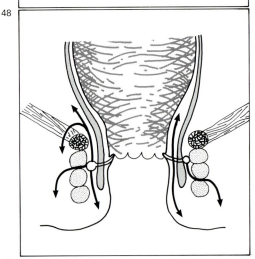

es zur Abszedierung bei bestehender Analfistel.

Während der periproktitische Abszeß einer Eiteransammlung submukös, subanodermal, subkutan, zwischen den Sphinkteren, in der Ischiorektalgrube oder im pelvirektalen Raum entspricht (Abb. 46), ist die Analfistel der nach Perforation und Entleerung des Abszesses verbleibende, mit Granulationsgewebe ausgekleidete und von fibrösem Bindegewebe umgebene Gang.

Ätiologie, Pathogenese

Fisteln und Abszesse entstehen in mehr als 95% durch eine pyogene Entzündung der Proktodealdrüsen. Diese liegen im intersphinktären Raum, durchbohren den Sphincter internus und münden in den Krypten im Bereich der Linea dentata (Abb. 47). Nach *Stelzner* anämisiert sich der enge Raum einer Krypte im Entzündungsfall selbst und schafft so die Vorbedingung für die pyogene Entzündung der Drüse im intersphinktären Raum. Von hier aus breitet sich die Infektion aus, indem sie dem Weg des geringsten Widerstandes folgt (Abb. 48). Dabei bilden sich dann Abszesse, die sich im intersphinktären Bereich nach kaudal in die Perianalregion, nach kranial in den supralevatorischen Raum oder transsphinktär in die Ischiorektalgrube ausbreiten. Begrenzende Strukturen, Muskeln und Faszien werden dabei

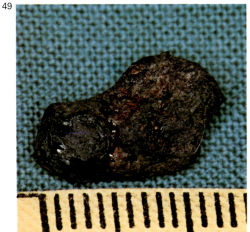

Abb. 47
Der häufigste Ursprung anorektaler Abszesse und Fisteln

Abb. 48
Mögliche Ausbreitungswege der Infektion einer Proktodealdrüse

Abb. 49
Granatsplitter als Ursache einer Analfistel

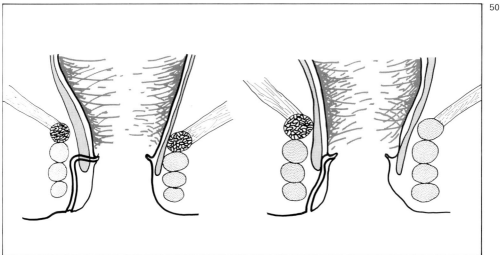

Abb. 50
Links: intersphinktäre Fistel (45%);
rechts: subanodermale Fistel (14%)

Abb. 51
Transsphinktäre Fistel (35%)

Abb. 52
Suprasphinktäre Fistel (3%);
hohe extrasphinktäre Fistel (2%)

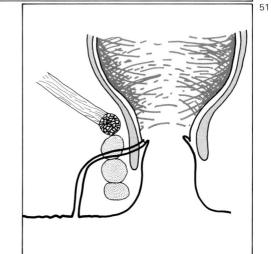

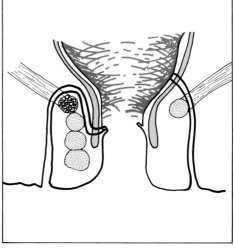

respektiert. Perforiert ein solcher Abszeß spontan oder wird er durch eine Stichinzision eröffnet, bildet sich in der Folge eine entsprechende Fistel.

Auf diese Weise entstehen, ausgehend von einer kryptoglandulären Entzündung, etwa 90% aller Analfisteln.

Weitere Ursachen sind Fisteln bei einer Enteritis regionalis *Crohn* oder Colitis ulcerosa. Sie können in der beschriebenen Weise von einer einschmelzenden Proktodealdrüse ausgehen, seltener sind sie bedingt durch einen extrasphinktären translevatorischen Durchbruch eines Abszesses mit Ausbildung einer enterokutanen Fistel. Selten sind Fisteln durch endorektal eingespießte Fremdkörper (Knochen, Rollmopsspieß) oder von außen eingedrungene pararektale bzw. ischiorektale Fremdkörper (Granatsplitter, Abb. 49).

Fisteln aufgrund einer tuberkulösen Infektion sind heute glücklicherweise Raritäten.

Klassifikation der Analfisteln

Analfisteln werden zweckmäßig durch ihre topographischen Beziehungen zu den Elementen des Kontinenzorgans klassifiziert, ergeben sich doch daraus Notwendigkeiten und Risiken der Therapie.

Die häufigste Fistel (45%) ist die intersphinktäre Form, die sich von der Linea dentata über den Ursprung des Abszesses im intersphinktären Bereich nach kaudal eröffnet. Erreicht die zugrunde liegende

Abb. 53
Die *Goodsall*sche Regel

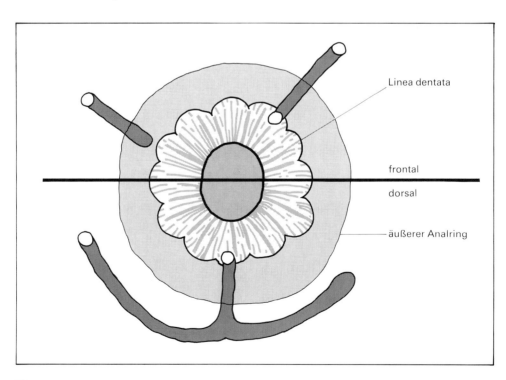

Abb. 54
Periproktitischer Abszeß

Abb. 55
Analfistel und Pilonidalsinus

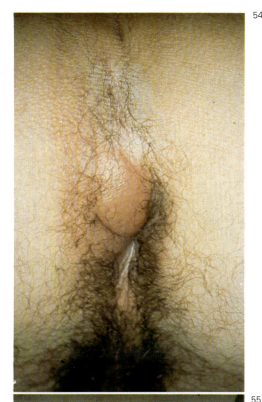

Einschmelzung der Proktodealdrüse nicht das intersphinktäre Spatium, sondern breitet sie sich innerhalb des Sphincter internus nach kaudal aus, entsteht eine subkutane oder submuköse Fistel. Diese Form kann auch durch eine infizierte Krypte oder durch eine oberflächlich heilende Analfissur mit nachfolgender Abszedierung entstehen (Abb. 50).

Bei einer transsphinktären Ausbreitung eines Abszesses in den Ischiorektalraum entsteht eine transsphinktäre Fistel *(Parks)* oder ischiorektale Fistel *(Stelzner).* Die Häufigkeit liegt bei 35% (Abb. 51).

Seltene Formen mit jeweils 2–3% sind suprasphinktäre Fisteln, die sich von der Krypte und dem intersphinktären Raum über die Puborektalisschlinge erstrecken, translevatorisch den Ischiorektalraum erreichen, und hohe extrasphinktäre Fisteln mit oder ohne Anschluß an das Rektum (Abb. 52).

Neben diesen vertikalen Ausbreitungswegen besteht die Möglichkeit, daß sich eine Infektion sowohl im intersphinktären Bereich als auch in der Fossa ischiorectalis zirkulär-horizontal ausbreitet. Entsprechend der *Goodsall*schen Regel kommt es zu dieser zirkulären Ausbreitung den Lymphbahnen folgend in der Regel nur, wenn der Ursprung der Fistel im dorsalen oder dorso-lateralen Bereich des Analkanals liegt; mehr frontal gelegene intersphinktäre Infektionen breiten sich in der Regel radiär-gradlinig aus (Abb. 53).

Allein die hier gezeigten Wege der vertikalen und horizontalen Ausbreitung ergeben viele Variationsmöglichkeiten, die prognostisch relevant sind und die Therapie bestimmen.

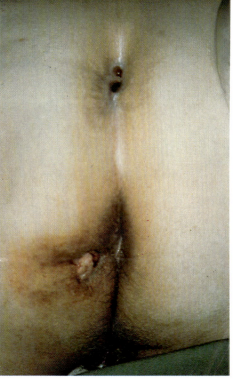

Klinik und Diagnose

Das klinische Bild des periproktitischen Abszesses ist charakterisiert durch Schmerzen, Schwellung, Rötung und Fieber. Die Symptome entwickeln sich in dieser Reihenfolge. Sie treten um so früher auf, je oberflächlicher die Infektion gelegen ist (subkutan, submukös, intersphinktär). Besonders bei Infektionen im Ischiorektalbereich oder im pelvirektalen Raum treten Symptome dieser Art sehr viel später auf; der Patient hat Fieber, häufig ein Druckgefühl im Bereich des Beckenbodens und gelegentlich eine Harnsperre. Die Schwellung, derb oder fluktuierend, wird bei der rektal-digitalen Untersuchung getastet (Abb. 54).

Bei einer Analfistel klagt der Patient über purulenten Ausfluß, gelegentlich mit Blut vermischt. Der ständige Ausfluß verursacht verschmutzte Wäsche, Vorlagen müssen getragen werden; desweiteren führt die Feuchtigkeit zu Hautreizen und Pruritus. Verhalte durch Verklebung der äußeren Öffnung führen zu Schmerzen, die in der Regel spontan erfolgende Wiedereröffnung schafft Erleichterung. Bei der Untersuchung des Anus findet sich die äußere Fistelöffnung, die gelegentlich von einer dünnen Membran verschlossen sein kann. Die Palpation ergibt auch bei blanden sezernierenden Fisteln eine Induration, die auf die narbige Bindegewebsvermehrung um den Fistelgang zurückzuführen ist. Gelegentlich ist dadurch die äußere Fistelöffnung warzenartig über dem Hautniveau erhaben (Abb. 55).

Der innere Ursprung der Fistel wird durch Palpation festgestellt. Die innere Fistelöffnung oder die Krypte, in der sie mündet, ist als Induration tastbar. Bei vielen Patienten kann sie bei der proktoskopischen Untersuchung lokalisiert und mit einer rechtwinkligen Hakensonde sondiert werden.

Der Fistelverlauf wird durch Sondierung untersucht. Die Sondierung muß gefühlvoll erfolgen; werden Schmerzen geäußert, ist die Untersuchung abzubrechen. Das wirkliche Ausmaß der Fistel und der Verlauf eventuell vorhandener Seitengänge können ohnehin erst während der definitiven operativen Versorgung verifiziert werden.

Therapie

Beim periproktitischen Abszeß bedeutet die Diagnose die Indikation zur operativen Eröffnung. Warten auf eine Einschmelzung und die Anwendung von Zugsalbe, Rotlicht oder Sitzbädern sind abzulehnen, da sich die Infektion in der Zeit des Abwartens im lockeren Fett- oder Bindegewebe schneller ausbreitet als eine zentrale Einschmelzung von außen tastbar ist.

Kleine, im äußeren Analring gelegene subkutane Abszesse werden radiär inzidiert und entleert, ebenso intersphinktäre Abszesse; bei diesen ist ein Spreizen des intersphinktären Raumes mit der Schere angezeigt, um für Ablauf zu sorgen. Ist ein

Abb. 56
T-förmige Abszeßinzision

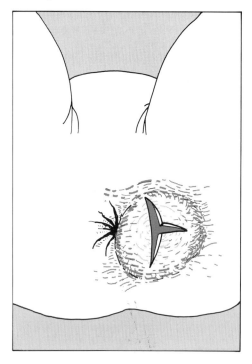

Fistelgang zu einer Krypte tastbar, wird der Sphincter internus bis zu diesem Gang gespalten und so der Ursprung des Abszesses saniert.

Ischiorektale Abszesse werden durch eine bogenförmige Inzision eröffnet, die so lang sein muß, wie der Abszeß tief ist. Um eine zu schnelle Heilung der perianalen Inzision zu verhindern, empfiehlt es sich, auf die von *Stelzner* beschriebene Weise die Inzision T-förmig zu gestalten (Abb. 56). Als Faustregel mag gelten, daß die Inzision des ischiorektalen Abszesses so lang sein soll, daß die 4 Langfinger eingelegt werden können. Diese Inzision wird beiderseits ausgeführt, wenn sich beiderseits Abszesse aufgrund der oben beschriebenen Symptome nachweisen lassen.

Stichinzisionen, kleine Inzisionen und Gegeninzisionen mit Einlegen einer Gummilasche sind abzulehnen.

Nach der Inzision eines Abszesses werden Sitzbäder durchgeführt. Bei tiefen ischiorektalen Abszessen ist es gelegentlich notwendig, die Wunde im Hautniveau zu tamponieren, um einen zu raschen Wundverschluß zu verhindern und die Heilung aus der Tiefe zu ermöglichen. Auf diese Weise heilen periproktitische Abszesse in $2/3$ ohne Ausbildung einer Fistel aus.

Auch Analfisteln bedürfen der operativen Behandlung, denn sie allein ist erfolgversprechend. Dabei werden subkutane und submuköse Fisteln und intersphinktäre Fisteln über einer Rinnensonde gespalten und das sie auskleidende Granulationsgewebe oder Zylinderepithel exzidiert. Störungen der Kontinenz sind dabei nicht zu erwarten. Auch transsphinktäre Fisteln werden über einer Rinnensonde gespalten, wenn gesichert ist, daß sie deutlich unterhalb des M. puborectalis den Sphincter externus durchkreuzen. Der entstehende Defekt muß keilförmig gestaltet werden, um auch hier nach Exzision des Fistelganges die Heilung aus der Tiefe zu ermöglichen.

Die perianale Haut und das Anoderm heilen in der Regel sehr viel schneller als die

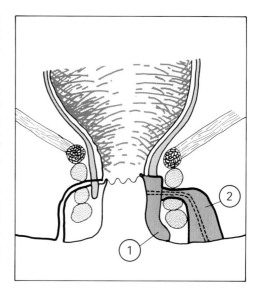

Abb. 57
Operation nach *Parks:*

1 = Exzision der inneren Fistelöffnung mit dem darunter liegenden Anteil des Sphincter ani internus und Drainagestreifen
2 = Exzision der äußeren Fistelöffnung mit dem Fistelgang

Granulation aus der Tiefe erfolgt. Bei zu rascher Heilung im oberflächlichen Bereich ist eine Revision und Erweiterung der oberflächlichen Anteile angezeigt. Bei Durchtrennung von bis zu $4/5$ des Sphincter externus unter Schonung der Puborektalisschlinge kann es dabei zu passageren Störungen der Kontinenz oder zu einer Pseudoinkontinenz durch Retention von Stuhl im entstandenen Wunddefekt kommen.

Zur Gefährdung der Kontinenz kommt es nur, wenn die Puborektalisschlinge entweder durch die vorbestehende Infektion bereits vernarbt oder aber, häufig dann auch infolge dieser bereits bestehenden Vernarbungen, nicht erkannt und intraoperativ durchtrennt wird. In diesem Fall resultiert immer eine Inkontinenz, die partiell sein kann, wenn die vorbestehenden Vernarbungen ein Auseinanderweichen

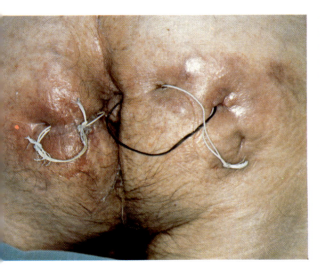

Abb. 58
Fadendrainage von Analfisteln

der Schenkel der Puborektalisschlinge verhindern.

Bei der Operation suprasphinktärer Fisteln wird schrittweise nach dem von *Parks* beschriebenen Verfahren vorgegangen.

Zunächst wird vom Bereich der ursprünglichen Krypte und des durch den Fistelgang repräsentierten Anteils der Proktodealdrüse das Anoderm und der darunter liegende Sphincter internus mit dem enthaltenen Fistelgang streifenförmig bis zum äußeren Analring exzidiert und aus der perianalen Haut ein ausreichend großes Drainagefeld exzidiert.

Sodann wird ausgehend von der äußeren Fistelöffnung der Fistelgang bis zu seinem Durchtritt durch den Sphincter externus kegelförmig exzidiert. Dabei gilt die Regel, daß die Wunde so breit sein muß, wie der Defekt tief ist, um die Heilung aus der Tiefe zu ermöglichen. Abschließend wird der transsphinktäre Anteil des Fistelganges exkochleiert (Abb. 57).

Bei supralevatorischen Fisteln nehmen wir eine geplante Revision nach 10 Tagen vor. Bis zu dieser Revision wird die Puborektalisschlinge mit einem locker geknüpften Faden umschlungen, um eine Markierung zu haben und durch eine Förderung der Bindegewebsbildung eine narbige Fixation der Puborektalisschlinge zu erzielen. Dieser Faden dient nicht zur Drainage, sondern zur Markierung!

Extrasphinktäre Fisteln haben sehr häufig eine intraabdominelle Erkrankung wie eine Enteritis regionalis *Crohn* oder eine Divertikelperforation zur Ursache. Seltener sind sie Folge von Verletzungen. Meistens führt die Behandlung des Grundleidens zur Heilung. Besteht eine extrasphinktäre Fistel aufgrund einer primären intersphinktären Abszedierung mit Ausbildung einer suprasphinktären oder pelvirektalen Fistel, so ist sie dann häufig Folge einer iatrogenen Perforation bei der Sondierung. In diesem Fall kann nur die Operation der Analfistel in der beschriebenen Weise unter temporärer Ausschaltung durch eine Kolostomie oder durch enterale Ernährung mit im Dünndarm resorbierbarer Kost oder zeitweiliger parenteraler Ernährung erreicht werden.

Risiken der operativen Behandlung von Analfisteln sind das Rezidiv und die Inkontinenz. Wegen ihrer präoperativ unkalkulierbaren Ausbreitung und der engen Beziehung zum Kontinenzorgan sollten Analfisteln prinzipiell unter stationären Bedingungen operiert werden. Ausnahmen sind nur bei oberflächlich verlaufenden Fisteln, bei intersphinktären oder tief transsphinktären Fisteln oder bei Fisteln auf dem Boden einer chronischen Fissur, die sich mit epidermaler Auskleidung nur kurzstreckig subkutan ausbreiten, zulässig.

Eine Fadendrainage von Analfisteln mit dem Ziel, die unterhalb der Fistel gelegenen Schichten langsam unter kontinuierlichem oder temporärem Zug zu durchwandern, trägt den dargestellten Variationsmöglichkeiten der Ausbreitung, wie auch dem Prinzip, daß das den Fistelgang auskleidende Zylinderepithel der Proktodealdrüsen bzw. Granulationsgewebe entfernt werden muß, nicht Rechnung und ist abzulehnen (Abb. 58).

Pilonidalsinus

Der Pilonidalsinus oder das »Haarnestgrübchen« (Pilus = Haar, Nidus = Nest) ist ein in der Mittellinie über dem Steißbein in der Rima ani gelegener, im blanden Zustand epithelisierter Gang, in dem in der Regel Haare enthalten sind. Durch Infektion und Verklebung der äußeren Öffnung kann sich ein Abszeß ausbilden, in der Folge eine Fistel, teilweise mit verzweigten Seitengängen. Die Auskleidung der Fisteln und Seitengänge besteht dann aus Granulationsgewebe.

Wir finden dieses Bild überwiegend bei männlichen Patienten zwischen dem 20. und 30. Lebensjahr. Aufgrund ihres häufigen Auftretens bei kraftfahrenden Soldaten wurde der Pilonidalsinus oder die Fistel auch als »Jeep disease« bekannt (Abb. 59).

Ätiologie

So zahlreich wie die Bezeichnungen des Pilonidalsinus sind die unterschiedlichen Darstellungen der Ätiologie. Wahrscheinlich handelt es sich um eine erworbene Erkrankung, bei der abgebrochene Haare

Abb. 59
Pilonidalfistel

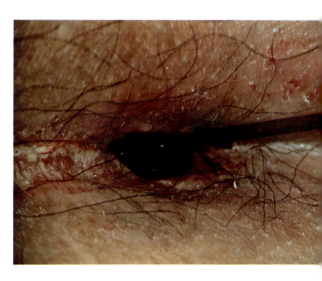

mit ihren Spitzen in die Haut und aufgrund ihrer geschuppten Oberfläche und der daraus resultierenden Widerhakenwirkung in die Tiefe eindringen. Bei blandem Verlauf epithelisiert sich der entstehende Gang; tritt eine Entzündung ein, kommt es häufig zur spontanen Perforation, und es bildet sich der Sinus mit einer Auskleidung aus Granulationsgewebe. Diese Genese entspricht dem seltenen Bild des »Barbersinus« in den Interdigitalfalten bei Friseuren.

Eine weitere Möglichkeit der Genese ist eine ektodermale Hemmungsmißbildung mit Fehlanlage der Haut in der Rima ani. Dort finden sich dann kleine Hauteinziehungen, sogenannte Primärkanäle, die von mehrschichtigem verhornendem Plattenepithel entsprechend der Körperoberfläche ausgekleidet sind. Auch für diese Theorie spricht einige Wahrscheinlichkeit, da sich in einem Pilonidalsinus in der Regel ganze Haarbüschel finden und der Sinus meistens solitär ist, lediglich in den späten Stadien nach langen Krankheitsverläufen multiple Seitengänge aufweisen kann, die dann in ihrer Auskleidung im histologischen Bild different sind.

Klinik

Wir unterscheiden 3 Formen:

1. Der blande Pilonidalsinus: hier finden sich Haarbüschel in einem von mehrschichtigem Plattenepithel ausgekleideten Gang mit geringer bis mäßiger umgebender Entzündungsreaktion.

2. Die chronisch fistelnde Form mit stärkeren entzündlichen Reaktionen, bei der die Auskleidung mit Plattenepithel häufig diskontinuierlich und inkonstant ist – als Folge einer Entzündung; häufig bestehen Nebengänge und sekundäre Fistelöffnungen.

3. Die akut abszedierende Form mit Verklebung der äußeren Öffnung, Einschmelzung und Ausbildung eines Abszesses mit Rötung und schmerzhafter Schwellung; auch hier finden sich gelegentlich sekundäre seitliche Fistelgänge.

In allen 3 Stadien sind Haare in mehr als 80% zumindestens im Primärkanal nachweisbar.

Differentialdiagnose

Das Sakraldermoid ist eine Versprengung ektodermaler Anteile in den Subkutanbereich; das zystische Gebilde ist von mehrschichtigem Plattenepithel ausgekleidet und enthält Haare und Talgdrüsen, häufig ist es mit Talg ausgefüllt. Dieses Bild ist selten.

Ein Dermalsinus entsteht durch eine relative Wanderung der Steißbeinspitze nach kranial. Durch seine Fixation an die darüber liegende Haut und Traktion während des Längenwachstums wird die Haut trichterförmig eingezogen und kann einen Sinus bilden, der mit weiterem Wachstum länger wird. Dieser bleibt symptomlos, bis sich durch Verklebung des Eingangs eine Infektion einstellt und ein Abszeß entsteht.

Eine Pyodermia fistulans sinifica ist in der Regel nicht auf die Rima ani beschränkt und zeigt ein eindrucksvolles Bild mit fistelnder Entzündung der perianalen Haut bis an die Innenseite der Oberschenkel und zur Skrotalwurzel hin (Abb. 60).

Therapie

Der blande Pilonidalsinus ohne Sekretion oder entzündliche Veränderung bedarf keiner Therapie.

Bei der chronisch fistelnden Form ist die Exzision des Fisteltraktes im Gesunden das Verfahren der Wahl. Die Fistel oder der Sinus wird dabei durch Methylenblau-Injektion angefärbt und nach longitudinalovalärer Exzision im Gesunden entfernt. Bei der chronisch fistelnden Form oder bei einem Rezidiv ist es notwendig, das Gewebe bis auf die Faszie des Os sacrum zu exzidieren. Die freien Hauträndern werden dann mit Rückstichnähten auf die Faszie heruntergenäht, so daß ein ovalärer Streifen von im mittleren Bereich etwa 1 cm Breite zur Drainage freibleibt. Gelegentlich ist es notwendig, das subkutane Fettgewebe in der Tiefe breiter zu exzidieren, um die Hautränder spannungsfrei mit der Faszie vernähen zu können (Abb. 61).

Abb. 60
Pyodermia fistulans sinifica

Abb. 61
Operative Behandlung der Pilonidalfistel

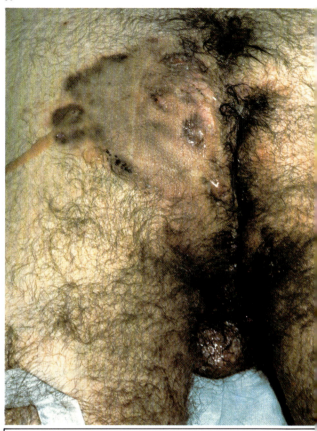

Die notwendige stationäre Behandlung dauert 3 Tage; eine Vorlage muß 3 Wochen getragen werden, Arbeitsunfähigkeit besteht für 2 Wochen. Die Rezidivquote beträgt 2%. Die Wundheilung ist in der Regel nach 5 Wochen abgeschlossen.
Durch eine primäre Naht läßt sich die Zeit der Wundheilung verkürzen, die notwendige stationäre Behandlungszeit und die Dauer der Arbeitsunfähigkeit sind in der Regel gleich. Nach dem von *Aldey* angegebenen Verfahren wird die Inzision dabei in einem Winkel von 45° zur Längsachse angelegt; auf diese Weise wird die auf den Wundrändern liegende Spannung vermindert.
Wurden bei geschlossenen Operationsverfahren mit Longitudinalinzision Rezidive von *Bacon* in 50% und von *Gabriel* ebenfalls in 50% beobachtet, konnte *Eichfuss* über 54 Patienten berichten, bei denen in 7,5% ein Öffnen der Primärnaht notwendig wurde; Rezidive wurden nicht beobachtet.
Komplikationen konnten nach longitudinaler Exzision und Verkleinerung des Defektes durch Naht der Hautränder an die Sakralfaszie nicht beobachtet werden; wegen der Rezidivgefahr bei Primärnaht geben wir diesem Verfahren den Vorzug.
Auch bei der akut abszedierenden Form wird die primäre Exzision im Gesunden angestrebt. Nur sehr selten ist es notwendig, den entstandenen Defekt primär offen zu lassen und die Heilung durch Granulation abzuwarten. Bei diesen Patienten wird dann eine temporäre Tamponade mit Silikonschaum am 2. postoperativen Tag angelegt.
Eine konservative Behandlung mit Phenol-Öl wurde von *Shorey* angegeben; dieses Verfahren trägt den pathogenetischen Faktoren nicht Rechnung und erscheint nicht adäquat.

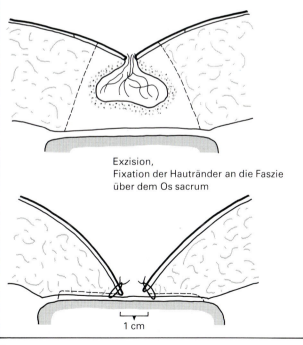

Exzision,
Fixation der Hautränder an die Faszie über dem Os sacrum

1 cm

Pyodermia fistulans sinifica

Die fistelbildende Pyodermie tritt in der Analregion, am Perineum, an der Skrotalwurzel, übergreifend auf das Skrotum, im Bereich der Labien und in den Leistenbeugen auf. Auch ein Befall anderer Hautpartien bei gleichzeitigem perianalen Auftreten wurde beschrieben. Bis zu der den pathogenetischen Grundlagen Rechnung tragenden Beschreibung als Pyodermia fistulans sinifica durch *Stelzner* und *Krauspe* war das Bild als Hidradenitis supurativa oder als Akne conglobata bekannt, auch wurde eine Hauttuberkulose als Ursache vermutet.

Pathogenese

Nach *Stelzner* und *Krauspe* wird eine Mißbildung der Haut als Ursache für die Entstehung dieser ausgedehnten fistelnden Infektion angesehen. In der Tiefe mikroskopisch sichtbarer kräftig entwickelter Hautfalten finden sich Epidermisschuppen, Detritus und Mikroorganismen. Es bildet sich eine sinusartige Einstülpung der Epidermis, in deren Umgebung entzündliche Veränderungen mit Auflockerung der epidermalen Struktur entstehen. Eine eitrige Entzündung führt dann zur Geschwürbildung und zu tief in die Subkutis reichenden Fistelgängen. Die Geschwüre und Fistelgänge werden schließlich von der Hautoberfläche her von verhornendem Plattenepithel ausgekleidet. Verschließen sich diese Fistelgänge, entstehen sekundäre Epidermoidzysten, die wiederum Detritus, Epidermisschuppen und Keime enthalten, sich entzünden und so den Herd für eine fortschreitende Entzündung unter Ausbildung neuer Fistelgänge bilden. Die oft weitverzweigten Eiterungen führen zu einer narbigen Fibrose, die Haut wird holzhart verdickt und ist braunlivide verfärbt (Abb. 62).

Klinik

Männer sind häufiger betroffen als Frauen; die Patienten kommen in der Regel nach jahrelangem Verlauf und vielfachen konservativen Behandlungsversuchen.

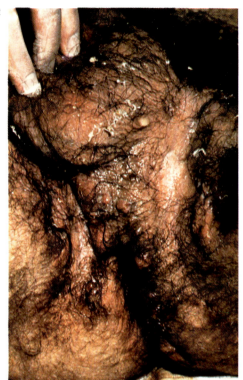

Abb. 62
Pyodermia fistulans sinifica am Anus und im Skrotalbereich

Abb. 63
Nach Exzision der Pyodermia fistulans sinifica: kleinere Defekte werden der offenen Granulation überlassen

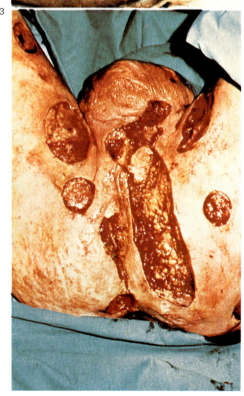

Die Erkrankung ist gekennzeichnet durch die genannte holzharte Struktur und braun-livide Verfärbung. Im Verlauf der Erkrankung wechseln sich lokalisierte Abszesse, gefolgt von multiplen Fisteln, die wässrig-eitriges Sekret entleeren, ab. Gelegentlich findet sich die Pyodermie auch in anderen Regionen, vornehmlich in der Axilla. Eine Verbindung zum Analkanal oder zum Rektum ist nicht nachweisbar, der äußere Analring ist in der Regel ausgespart.

Diagnose

Differentialdiagnostisch ist ein ausgedehntes ischiorektales Fistelsystem abzugrenzen. Die Diagnose ergibt sich hier durch den Verlauf der Fistel bis tief in die Ischiorektalgrube und den Nachweis einer inneren Fistelöffnung. Desweiteren weist das Bild der Aktinomykose ähnliche Befunde auf. Hier besteht eine hohe Rezidivneigung, und Faszienbarrieren werden gelegentlich nicht respektiert.

Die Diagnose erfolgt durch kulturellen oder mikroskopischen Erregernachweis, durch Intrakutanprobe und bedingt brauchbar durch eine Komplementbindungsreaktion. Die Lokalisation im Analbereich ist selten.

Therapie

Die Inzision von Abszessen und das Eröffnen von Fisteln führen nicht zu einer Sanierung des Krankheitsbildes. Therapie der Wahl ist die flächenhafte Exzision der betroffenen Areale bis in gesundes subkutanes Fettgewebe. Die entstehenden Wunden werden der Granulation überlassen, wenn es sich um kleinere, bis zu handtellergroße Defekte handelt (Abb. 63); sind die Defekte größer, werden sie nach initialer Granulation durch Spalthauttransplantate gedeckt.

Anorektale Manifestation entzündlicher Darmerkrankungen

Durchfälle, Blutbeimengungen, Abdominalschmerz oder Tenesmen und anale Läsionen, variabel in ihrer Intensität und Häufigkeit, kennzeichnen das klinische Bild chronisch-entzündlicher Darmerkrankungen. Es ist bei allen Formen ähnlich, eine Unterscheidung ist aufgrund der Manifestation meistens möglich.

Bei den analen Läsionen, die groteske Ausmaße annehmen können, wird gelegentlich die Frage, ob erst die entzündliche Darmerkrankung saniert werden muß oder ob die Behandlung analer Läsionen auch ohne vorherige internistische oder chirurgische Therapie vorgenommen werden kann, kontrovers beurteilt.

Gemeinsam ist den chronisch-entzündlichen Darmerkrankungen, daß ihre Ätiologie unbekannt ist.

Klinisch-pathologische Veränderungen

Proktitis, Colitis ulcerosa und Enteritis regionalis *Crohn* unterscheiden sich durch die Art der pathologisch-anatomisch faßbaren Veränderungen (Tab. 2). Die Colitis ulcerosa betrifft die Mukosa und Submukosa. Sie ist beschränkt auf das Kolon, allenfalls ist eine kurze Strecke des terminalen Ileums im Sinne einer »backwash ileitis« betroffen.

Die Enteritis regionalis *Crohn* betrifft alle Schichten der Darmwand. Diese Tatsache kann zur Ausbildung entero-enteraler, entero-kutaner oder perianaler Fisteln sowie zu einer Einengung des Darmlumens mit Obstruktion führen, die Verteilung befallener Darmabschnitte ist oft diskontinuierlich.

Epitheloidzellgranulome sind nicht obligat und nur in etwa 50–70% nachweisbar. Sie können verstreut in allen Wandschichten angetroffen werden; bei Schleimhautbiopsien ist aus diesem Grund nur in etwa 20% mit Granulomen zu rechnen. Die Diagnose darf nicht allein von ihrem Vorhandensein in Probeexzidaten abhängig gemacht werden. Nach *Hermanek* ist die Diagnose des M. *Crohn* in der aktiven Phase ohne Nachweis von Granulomen aufgrund 3 charakteristischer Befunde möglich:

1. normaler Becherzellgehalt bei aktiver granulozytärer Entzündung;

2. disproportionierte Entzündung, d. h. eine Entzündung, die in der Schleimhaut geringer ist oder fehlt, jedoch in der Submukosa stark ausgeprägt ist;

3. diskontinuierliche Entzündung, d. h. Wechsel zwischen Gebieten mit Entzündung und entzündungsfreien Arealen sowie starkem Wechsel in der Entzündungsintensität.

Proktitis

Die Proktitis muß als eine gering ausgeprägte Form der Colitis ulcerosa angesehen werden, die nur das distale Kolon befällt.

Der klinische Verlauf ist vergleichsweise gutartig. Es treten rezidivierende Blutungen auf, gelegentlich Tenesmen. Rektoskopisch ist eine samtartig granulierende Entzündung der leicht vulnerablen Mukosa nachweisbar, sehr selten bestehen Ulzerationen.

Ein Kontrasteinlauf zeigt beim normalen proximalen Kolon im Bereich des Rektums und des distalen Sigmas eine samtartige Zeichnung der Mukosa. Perianale Läsionen sind selten, Diarrhoen, Gewichtsverlust und systemische Komplikationen ungewöhnlich.

Das klinische Bild, der rektoskopische Befund und die Sicherung der Beschränkung auf Rektum und distales Sigma sichern die Diagnose (Abb. 64–66).

Die Behandlung der Wahl ist die topische Applikation von Steroiden. In unserer Klinik hat die in der akuten Phase täglich zweimalige und nach Abklingen der akuten Symptome täglich einmalige Instillation einer antiphlogistisch wirksamen Mixtur außerordentlich gute Ergebnisse erbracht (Tab. 3).

Rezidive treten bei ¹/₃ der Patienten auf, der Schub kann jedoch durch wiederholte Anwendung der Rezeptur in der Regel leicht abgefangen werden. Kontrolluntersuchungen werden in jährlichen Abstän-

Tab. 2
Pathologisch-anatomische Differenzierung

pathologische Veränderung	Colitis ulcerosa	M. *Crohn*
Ort der Entzündung	Mukosa, Submukosa	transmural
Granulome	keine	häufig
Fibrose	Mukosa	transmural (unregelmäßig)
vergrößerte Mesenteriallymphknoten	gelegentlich	immer
Strikturen	keine	häufig
entero-enterale, entero-kutane Fisteln	keine	häufig
Dünndarmbeteiligung	selten terminales Ileum	häufig
segmentales Auftreten	gelegentlich	häufig
Ulzerationen	diffus	disseminiert
Pseudopolypen	häufig	selten
Mukosaabszesse	häufig	selten

den oder bei akuten Beschwerden durchgeführt. Die Prognose ist gut.

Colitis ulcerosa

Führende Symptome der Colitis ulcerosa sind peranale Blutungen, Diarrhoen und Gewichtsverlust. Abdominalbeschwerden im Sinne von Tenesmen sind nicht obligat. Extraintestinale Manifestationen, wie eine Synovitis großer Gelenke, ein Erythema nodosum oder Pyoderma gangraenosum treten in 10–15% auf, seltener sind eine Iridozyklitis, bei langjährigem Verlauf eine Fettleber, Zirrhose oder Amyloidose und bei ulzerös-abszedierenden Formen Leberabszesse.

Anorektale Komplikationen sind selten; sie treten in etwa 5% auf, meistens in Form von Fissuren, periproktitischen Abszessen oder Analfisteln.

Nach langem Krankheitsverlauf kann im späten Stadium der »ausgebrannten Kolitis« eine fibröse Stenose des Rektums resultieren (Abb. 67).

Das Rektum ist in 90% befallen; bei der rektoskopischen Untersuchung findet sich die Schleimhaut tiefrot und ödematös aufgequollen. Die typische Gefäßzeichnung ist aufgehoben, und Kontaktblutungen sind zu beobachten (Abb. 68). Im fortgeschritteneren Stadium bestehen Ulzerationen, die konfluieren und entzündlich aufgequollene Schleimhautinseln belassen, die sich als Pseudopolypen darstellen (Abb. 69).

Die Röntgenuntersuchung zeigt eine samtartige Oberfläche der betroffenen Darmabschnitte, später eine Aufhebung der Haustrierung mit Wandstarre und im Endstadium Pseudopolypen oder eine toxische Dilatation (Abb. 70 und 71).

Die Behandlung der perianalen Manifestationen erfolgt unter gleichzeitiger medikamentöser Therapie der Colitis ulcerosa. In der Regel zeigt sich dann ein unkomplizierter, wenn auch häufig protrahierter Heilungsverlauf.

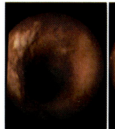 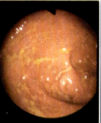 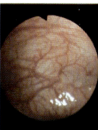

Abb. 64–66

Akute Proktitis; von links nach rechts:
schwere Proktitis im Rektum; mäßige Proktitis im rekto-sigmoidalen Übergang; normale Schleimhaut im Sigma

Tab. 3
Rezeptur zur Behandlung der Proktitis

Rp	
Oleum jecoris	25,0
Mucilago Tylose	125,0
Extr. Belladonnae	0,25
Sulfathiazol	10,0
Solu-Decortin	0,025
Aqua dest ad	250 ml
dazu: Fraueneinmalkatheter 12 Charrière Einmalspritzen 20 ml	

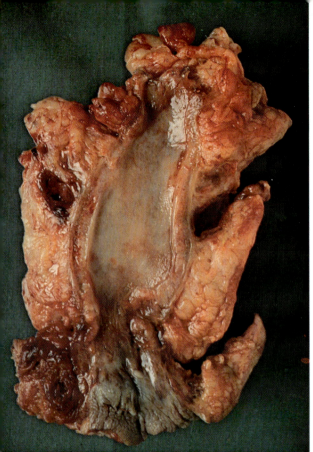

Die operative Behandlung der Grunderkrankung ist indiziert bei:

1. Versagen der konservativen Therapie und chronischer Invalidität;

2. mehr als 8jährigem Krankheitsverlauf wegen des steigenden Risikos der malignen Entartung;

3. extraintestinalen Komplikationen;

4. Komplikationen der Therapie, wie steroidbedingten Gastroduodenalulzera oder einem sekundären *Cushing*-Syndrom.

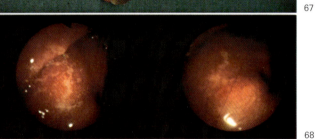

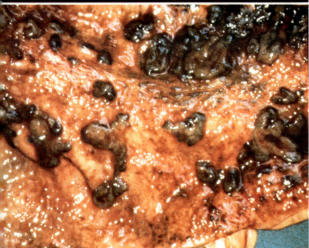

Abb. 67
Fibröse Stenosierung des Rektums bei »ausgebrannter Kolitis«

Abb. 68
Floride Colitis ulcerosa

Abb. 69
Pseudopolypen bei Colitis ulcerosa im Spätstadium

Eine dringliche Behandlung der Colitis ulcerosa wird notwendig bei:

1. der schweren fulminanten Attacke mit Befall des gesamten Kolons;

2. Patienten über 60 oder unter 20 Jahren wegen der hier zu erwartenden Komplikationen; bei über 60jährigen liegt die Mortalität der initialen schweren Attacke bei 20%;

3. der toxischen Dilatation, die in 6–9% bei allen Stadien der Erkrankung auftreten kann und deren Mortalität bei 30% liegt.

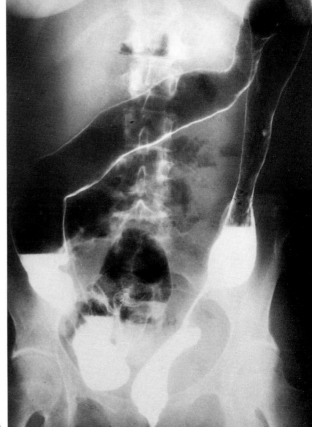

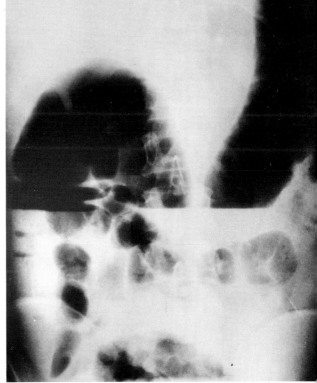

Abb. 70
Samtartige Oberfläche und Aufhebung der Haustrierung bei Colitis ulcerosa

Abb. 71
Toxisches Megakolon

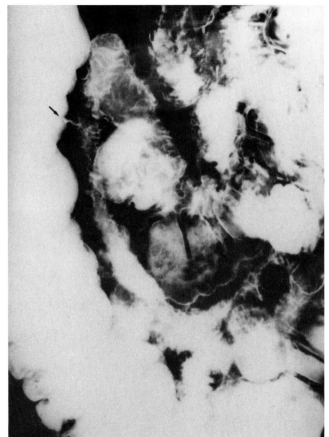

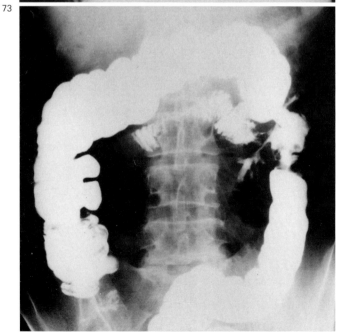

Abb. 72
Ileum-Aszendensfistel beim
M. *Crohn* des Dünndarms

Abb. 73
Jejunum-Kolonfistel beim
segmentalen M. *Crohn*
des Kolons

Morbus *Crohn*

Während sich die Colitis ulcerosa auf das Kolon beschränkt, kann eine Enteritis regionalis *Crohn* in allen Bereichen des Intestinaltraktes auftreten. Symptome sind Diarrhoen, Gewichtsverlust und Schmerzen im Abdomen, peranale Blutungen sind selten. Der Verlauf der Erkrankung ist gekennzeichnet durch Exazerbationen und Spontanremissionen, die mit therapeutischen Maßnahmen interferieren können. 60% der Patienten benötigen im Lauf ihres Lebens einer chirurgischen Behandlung; die Operationsletalität und die Rate postoperativer Komplikationen ist abhängig vom Stadium der Erkrankung.

Nach der Operation muß bei 1/3 der Patienten mit Rezidiven gerechnet werden, die einen erneuten Eingriff mit jeweils steigendem Risiko erfordern. Notfalloperationen gehen im Vergleich zur Elektivoperation mit einer bis zu 5fach erhöhten Letalität einher.

Bei der Enteritis regionalis *Crohn* des Dünndarms entstehen Stenosen, entzündliche Konglomerattumoren und enteroenterale oder entero-kutane Fisteln (Abb. 72 und 73). Die *Crohn*-Erkrankung des Dickdarms ist gekennzeichnet durch Schrumpfung und Wandstarre, die zum Bild der funktionellen Stenosierung durch Verlust der Kontraktibilität führt.

Das Kolon ist in 22% segmental unter Aussparung des Rektums befallen, eine Erkrankung des Rektums läßt sich in 8% nachweisen.

Manifestationen im Analbereich sind häufig. Wir fanden Fissuren, Fisteln, Abszesse und Stenosen bei 38% unserer Patienten mit einer besonderen Häufung bei Befall des Rektums und der Form der Ileitis terminalis (Abb. 74).

Die Anamnese und der klinische Befund ergeben in vielen Fällen bereits den Verdacht auf eine Enteritis regionalis *Crohn*. Die genannten Beschwerden, Untergewicht, blasses, gelegentlich graues Kolorit und die ebenfalls genannten perianalen Erscheinungen machen einen Ausschluß der Erkrankung erforderlich.

Aufgrund des Rektumbefalls in nur 8% lassen sich typische unregelmäßig begrenzte Ulzera oder aphthoide Läsionen nur in entsprechender Häufigkeit nachweisen (Abb. 75). Die umgebende Schleimhaut ist dabei von unauffälligem Aspekt. Entzündliche Stenosen des Rektums oder im Bereich der Linea dentata sind selten.

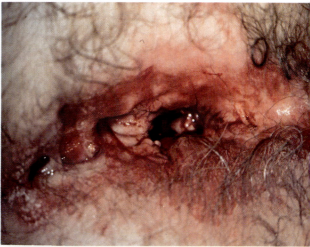

Abb. 74
Anale Läsionen beim M. *Crohn*

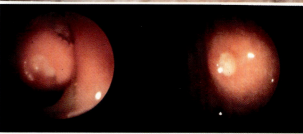

Abb. 75
Aphthoide Läsionen beim M. *Crohn* des Rektums

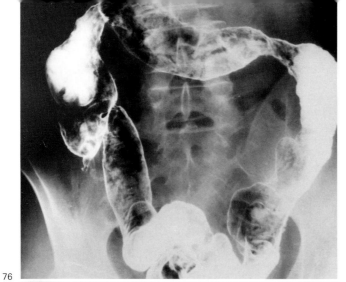

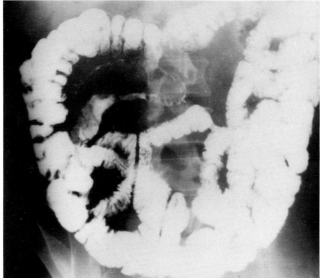

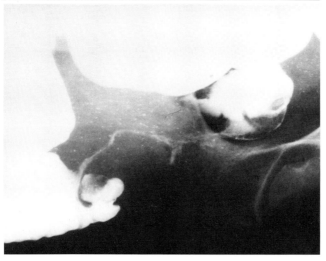

Abb. 76
Schrumpfung und Wandstarre beim M. *Crohn* des Kolons

Abb. 77
Stenose und Pflastersteinrelief des Ileums

Abb. 78
Stenose des terminalen Ileums mit beginnender Fistelung

Die Röntgenuntersuchung zeigt bei Befall des Kolons eine Schrumpfung und Wandstarre des Darmes (Abb. 76); im frühen Stadium der Erkrankung sind Spiculae durch Kontrastmittelfüllung von Fissuren in der verdickten Darmwand nachweisbar.

Die Abgrenzung zur Colitis ulcerosa kann besonders in fortgeschrittenen Stadien Schwierigkeiten bereiten.

Die Enteritis regionalis *Crohn* des Dünndarms wird durch eine Magendarmpassage oder selektive Dünndarmpassage nachgewiesen. Es zeigt sich in der Regel eine Stenosierung mit dem charakteristischen Pflastersteinphänomen (Abb. 77 und 78).

Bei Biopsien aus makroskopisch verdächtigen Bezirken darf man die histologische Sicherung der Diagnose nicht erwarten; die Diagnose wird in diesen Fällen durch die Anamnese, den Allgemeinzustand des Patienten, die häufigen analen Läsionen und die Röntgenuntersuchung gestellt.

Bei perianalen Komplikationen der Enteritis regionalis *Crohn* führt die Beseitigung des Herdes, am häufigsten im Bereich des terminalen Ileums, bei 50% aller Patienten zur Heilung. Die Operation der perianalen Manifestation ohne Sanierung des Herdes führt hingegen in der Regel zum Rezidiv. Abszesse bedürfen der Inzision und Entlastung; im Intervall wird dann der Darm durch Resektion des befallenen Abschnittes saniert, danach heilen perianale Erscheinungen aus.

Die chirurgische Behandlung der Enteritis regionalis *Crohn* ist die Behandlung ihrer Komplikationen. Die mit 38% häufige anale Manifestation erfordert eine Sanierung des Primärherdes.

Die Enteritis regionalis *Crohn* ist eine Herausforderung für Internisten und Chirurgen zur fachübergreifenden Kooperation. Nur so läßt sich ein Zuviel oder Zuwenig jeweils im konservativen und operativen Bereich zum Wohl des Patienten verhindern.

Rektumprolaps

Ein Rektumprolaps kann in jedem Lebensalter auftreten. Es besteht jedoch eine Häufung bei Kindern bis zum 3. Lebensjahr mit Bevorzugung des männlichen Geschlechts und bei Erwachsenen vom 50. Lebensjahr an; hier ist das weibliche Geschlecht im Verhältnis 9 : 1 deutlich stärker betroffen (Abb. 79 und 80).

Der Rektumprolaps ist eine Intussuszeption des Rektums mit allen seinen Wandschichten und Vorfall durch den Anus im Sinne einer transanalen Hernie. Der Hiatus des Beckenbodens ist dabei die Bruchpforte, das vorgefallene Rektum und im frontalen Bereich der *Douglas*sche Raum mit eventuell enthaltenen Dünndarmschlingen bilden den Bruchinhalt.

Ätiologie und Pathogenese

Die Ätiologie des Rektumprolaps ist nicht geklärt; einzelne Faktoren, die ihn begünstigen, sind bekannt.

Abb. 79 und 80
Rektumprolaps

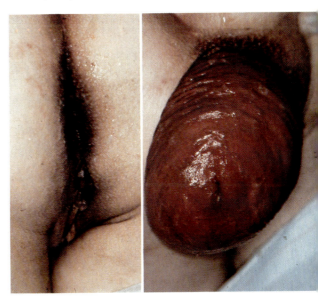

Um das Rektum in der sakralen Konkavität zu stützen und vor hohen intraluminalen oder intraabdominellen Drucken abzuschließen, besteht zwischen Analkanal und Rektum ein Winkel von 100° sowie eine Achsenverschiebung zwischen oberem Rektum und Analkanal um etwa 60% der pubococcygealen Distanz. Diese Voraussetzungen werden vom M. levator ani und vor allem vom M. puborectalis aufrechterhalten (Abb. 81). Durch diese Winkelbildung und Achsenverschiebung wird das Rektum gestützt und Spitzen des intraabdominellen Druckes durch die Beckenbodenmuskulatur und das Os sacrum abgefangen.

Bei Streckung oder Aufhebung des Winkels und der Achsenverschiebung können sich hohe intraabdominelle Drucke direkt auf den Hiatus des muskulären Beckenbodens fortsetzen. Der nach außen gerichtete Druck muß dann von der nicht sehr kräftig ausgeprägten Fixation des Rektums durch Bindegewebe und Ligamente getragen werden (Abb. 82).

Beim Rektumprolaps besteht ein Mißverhältnis zwischen sensorischer Leistung der Rektumwand bezüglich des Füllungszustandes, dem Expulsionsreflex als aktiver Leistung des Rektums und der ebenfalls reflektorischen Erschlaffung der Beckenbodenmuskulatur. Dieses Mißverhältnis führt zu einer chronischen Obstipation, die von nahezu allen Autoren als ätiologischer Faktor genannt wird und die bei der Defäkation zu exzessivem Pressen führt.

Weiterhin ist der Ruhetonus der Beckenbodenmuskulatur vermindert und die reflektorische aktive Kontraktion bei intraabdominellen Druckspitzen gehemmt.

Der Tonusverlust führt zu einem Deszensus des Beckenbodens, dem »descending perineum syndrome«. *Parks* konnte dabei eine Streckung der motorischen Äste des

Abb. 81
Anorektaler Winkel und Achsenverschiebung

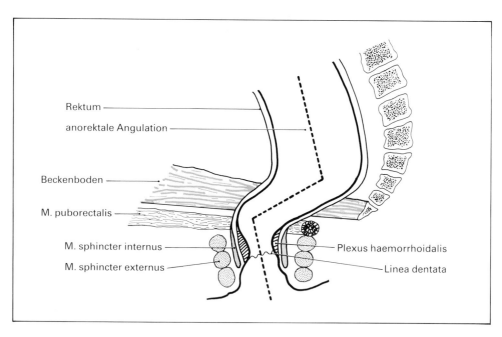

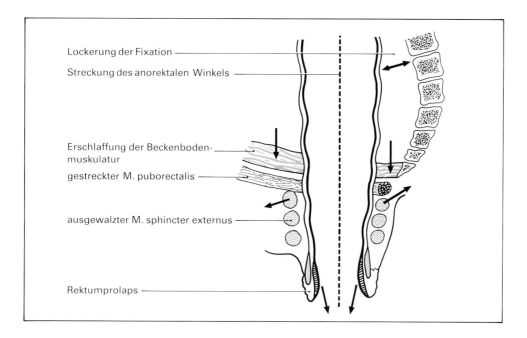

Abb. 82
Prolaps nach Deszensus des Beckenbodens; Aufhebung des anorektalen Winkels und der Achsenverschiebung

N. pudendus um etwa 30% der im Ischiorektalraum verlaufenden Länge nachweisen. Histologische Untersuchungen ergaben Faszikeldegenerationen, wie sie nach Überstreckung peripherer Nerven ebenfalls zu beobachten sind.

Pathologische Organveränderungen sind beim Rektumprolaps kaum festzustellen, nur selten liegt eine neurologische Erkrankung wie eine Läsion der Cauda equina oder ein Tabes dorsalis zugrunde.

Die Lockerung der bindegewebigen Fixation des Rektums in der Konkavität der Kreuzbeinhöhle und die Streckung der nur sehr schwach ausgeprägten lateralen Ligamente sind schließlich Folgen des Deszensus und der Intussuszeption durch den eröffneten Hiatus.

Bei Kindern ist die Steilstellung des Rektums in der noch nicht ausgeprägten Kreuzbeinhöhle ein wesentlicher disponierender Faktor. Begünstigend wirken Innervationsstörungen der Beckenbodenmuskulatur, z. B. bei Meningomyelozele, Spina bifida oder Steißbeinteratomen. Eine chronische Obstipation oder starke intraabdominelle Druckspitzen bei Pertussis oder Mukoviszidose begünstigen das Auftreten eines Prolaps (Abb. 83).

Klinik

Hervorragendes Symptom ist der Vorfall des Rektums bei Defäkation, beim Heben von Lasten oder beim Gehen. Die Reposition wird um so schwieriger, je länger der Prolaps besteht. Die Schleimhaut weist im Gegensatz zum Mukosa- oder Hämorrhoidenprolaps eine zirkuläre Faltenbildung auf. Das Darmlumen ist meistens durch den zwischen den vorderen prolabierten

Wandschichten deszendierten *Douglas*schen Raum nach dorsal verdrängt (Abb. 84).

Bei 78% unserer Patienten war die Kontinenz erheblich gestört, 52% hatten keinerlei Kontrolle, 26% waren relativ inkontinent mit einem Verlust der Kontrolle bei dünnem Stuhl oder Flatus.

Bei der Untersuchung nach Reposition des Prolaps klafft der Anus schlitzförmig (Abb. 85), bei willkürlicher Kontraktion der Beckenbodenmuskulatur bleibt der äußere Analring deutlich unterhalb der Ebene zwischen Steißbeinspitze und Sitzbeinhöckern.

Abb. 83
Rektumprolaps beim Kind

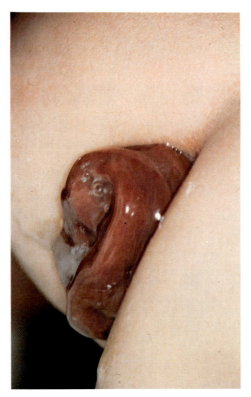

3–4 Finger können leicht in den Analkanal eingelegt werden, ohne Schmerzen oder Mißempfindungen zu verursachen (Abb. 86).

Durch Pressen läßt sich der Prolaps provozieren, besteht er schon lange, kommt es häufig schon beim Gehen oder Stehen zum Vorfall.

Die Röntgenuntersuchung des Kolons ergibt in der Regel eine Elongation des Sigmas, gelegentlich wird bei der Instillation des Kontrastmittels unter Durchleuchtungskontrolle eine Invagination von Anteilen des oberen Rektums oder des Sigmas beobachtet.

Bei der rektoskopischen Untersuchung läßt sich ein Deszensus der semizirkulären Falten des Rektums nachweisen, manchmal ist eine Invagination der oberen Anteile des Rektums portioähnlich nachzuweisen.

Ein Ulcus simplex recti im Vorderwandbereich ist bei 25–30% der Patienten nachweisbar; besonders *Schweiger* und *Alexander-Williams* haben den Zusammenhang dargestellt. Man darf annehmen, daß es mechanischer Genese ist und aufgrund einer beeinträchtigten Durchblutung und rezidivierenden Entzündung im Stadium des imminenten Prolaps entsteht. Es ist selbst nicht behandlungsbedürftig, nach Beseitigung des Prolaps heilt es spontan aus.

Differentialdiagnostisch muß der Analprolaps vom Rektumprolaps unterschieden werden; dabei handelt es sich um prolabierende Hämorrhoiden des Erwachsenen oder den häufig auch einseitig auftretenden Mukosaprolaps beim Kind.

Therapie

Beim Säugling oder Kleinkind ist die Reposition des Prolaps, auch mehrfach, sowie die nachfolgende Stuhlregulierung mit Milchzucker ausreichend. Durch die dem Prolaps folgende lokale Entzündung kommt es nach Reposition zur Bindege-

Abb. 84
Prolaps mit Verdrängung des Lumens nach dorsal

Abb. 85
Schlitzförmiger Anus nach Reposition des in Abb. 84 gezeigten Prolaps

Abb. 86
Der ausgeweitete Anus kann mit 3 Fingern palpiert werden

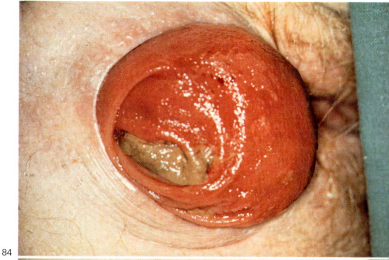

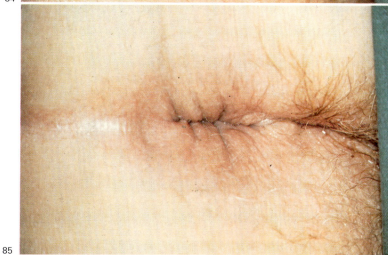

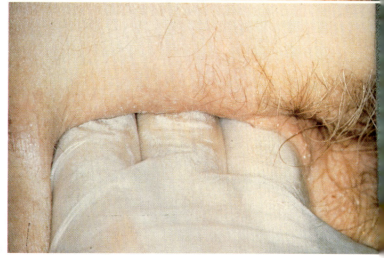

websproliferation und dadurch zur Fixation des Rektums. Nach einigen Repositionen normalisiert sich der Zustand; auch die Eltern können reponieren, solange die Farbe der Schleimhaut unauffällig ist und keine Blutungen auftreten.

Anamnestisch ist eine Pertussis oder Mukoviszidose auszuschließen.

Bei älteren Kindern mit einem echten Rektumprolaps behandeln wir nach Ausschluß disponierender Erkrankungen mit submukösen Injektionen von je 0,5 ml 5% Phenol in Erdnuß-Öl in jeweils 4 Quadranten. Je nach Befund und Verlauf wird diese Behandlung 1–2mal wiederholt.

Eine Aufklärung der Eltern über die Behandlung, die Harmlosigkeit des kindlichen Rektumprolaps und die hohe Neigung zur Spontanheilung ergänzen diese Therapie. Eine Operation ist nur ausnahmsweise angezeigt.

Der Prolaps des Erwachsenen bedarf der operativen Behandlung, wobei den ätiopathogenetisch wirksamen Faktoren Rechnung getragen werden muß. Insgesamt sind um 60 verschiedene Operationsverfahren bzw. Modifikationen angegeben, die zu einem großen Teil mit erheblichen Komplikationen und hohen Rezidivraten belastet sind.

Perineale Operationsverfahren zur Einengung des Analkanals verlagern das ehemals außen sichtbare Problem nach innen, Fistelbildungen, Stenosen und Rezidive sind sehr häufig.

Die perineale Resektion des Prolaps trägt den Ursachen nicht Rechnung, auch hier sind häufig Rezidive zu beobachten, Kontinenzstörungen können nicht korrigiert werden. Zudem werden sensorische Anteile des Rektums entfernt, die im komplexen Zusammenspiel des Kontinenzorgans wichtig sind.

Wir behandeln den Rektumprolaps mit einer abdominellen Rektopexie. Das von *Wells* beschriebene Verfahren wurde in der von *Schwemmle* und *Hunger* dargestellten Modifikation mit Verwendung lyophilisierter Dura anstelle des Polyvinylalkoholschwammes von uns mit besten Erfolgen über Jahre angewandt (Abb. 87). Seit 1983 ersetzen wir die lyophilisierte Dura durch Polyglactin-910-Netz *(Vicryl-Netz)*.

Nach Laparotomie und Eröffnung des Bekkenbodenperitoneums wird das Rektum allseits mobilisiert, nach kranial in die Bauchhöhle gezogen und mit einer unterhalb des Promontoriums im oberen Anteil der Konkavität des Os sacrum angehefteten Dura- oder *Vicryl*-Netz-Manschette auf $2/3$ seiner Zirkumferenz umschlungen und fixiert (Abb. 88 und 89). Auf diese Weise wird der Prolaps zurückverlagert, der mus-

Abb. 87
Abdominelle Rektopexie nach *Wells*, modifiziert, mit lyophilisierter Dura oder *Vicryl*-Netz

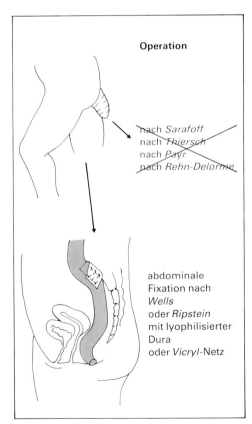

Wochen postoperativ	1	2	4	6	8	10	länger
kontinent	25	28	36	41	46	46	46
relativ inkontinent	20	17	11	6	1	1	1
inkontinent	19	19	17	17	17	17	17

Tab. 4
Kontinenz nach Rektopexie. Verlauf bei 64 Patienten (1973–1983)

kuläre Beckenboden entlastet und die anorektale Angulation durch kraniodorsale Fixation wiederhergestellt. Das Verfahren ist technisch einfach und für den Patienten kaum belastend. Durch die Möglichkeiten der modernen Anästhesieverfahren können auch alte Risikopatienten versorgt werden; in unserem Krankengut von 64 Patienten war ¼ älter als 70 Jahre.

Nach der abdominellen Rektopexie verbleibt als Problem, daß sich in den ausgewalzten Anteilen des muskulären Beckenbodens und der Mm. sphincteres der Tonus nicht immer wieder einstellt und in 20% die Kontinenz über die 10. Woche hinaus gestört bleibt (Tab. 4).

Nur 25 von 64 Patienten waren nach der Operation vollständig kontinent, bei 20 bestand eine relative Inkontinenz für flüssigen und gasförmigen Darminhalt, 19 hatten keinerlei Kontrolle über die Defäkation.

Nach Entlastung des Beckenbodens durch die Rektopexie erholt sich jedoch bei 75% der Patienten die ausgewalzte und gestreckte Muskulatur. Elektromyographisch läßt sich in dieser Zeit eine Verdichtung des bei Willkürinnervation anfangs spärlichen Interferenzmusters nachweisen. Einer von 5 Patienten ist allerdings auch nach längerem Zuwarten – nach etwa 10–12 Wochen – noch inkontinent. Hier bleibt es bei der Rarifizierung der Aktionspotentiale, jedoch ohne nachweisbare komplette Denervation. Der anorektale Winkel bleibt abgeflacht, die Puborektalisschlinge ist bei der digitalen Untersuchung nur gering aktiv kontrahierbar und der Tonus des M. sphincter externus abgeschwächt. Das Problem ist offensichtlich die Abflachung der anorektalen Angulation bei eingeschränkt bleibender motorischer Innervation des Beckenbodens.

Die durch fortbestehende Inkontinenz hervorgerufene Beeinträchtigung erfordert eine weitere Behandlung.

Erhaltene Kontinenz selbst nach Verlust großer Teile des Sphincter externus durch Verletzung oder ausgedehnte Fistelbildung bei intakter Puborektalisschlinge, anorektaler Angulation und Achsenverschiebung zeigt deren Bedeutung für die Kontinenz. Davon ausgehend wird bei einem Patienten, der länger als 8 Wochen nach einer Rektopexie inkontinent ist, die anorektale Angulation mit einer posterioren Levatorenplastik wieder aufgebaut. In Regional- oder Allgemeinanästhesie werden dabei die Levatorenschenkel dorsal des Analkanals präpariert und mit einigen weitgreifenden locker geknüpften Nähten

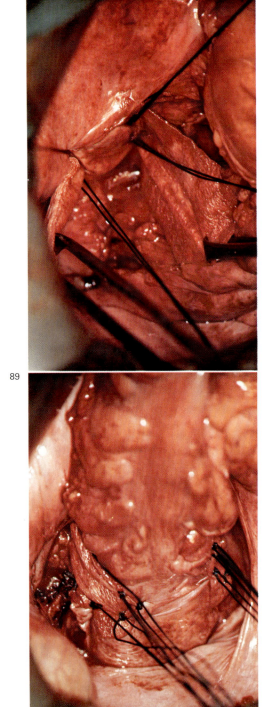

Abb. 88 und 89
Fixation der Manschette am mobilisierten und hochgezogenen Rektum

bis hinter den weit nach vorne gedrängten anorektalen Übergang adaptiert. Dadurch wird der Hiatus des Beckenbodens eingeengt und der obere Anteil des Analkanals nach frontal verlagert (Abb. 90).

Durch diesen kleinen Eingriff kann bei 90% der Patienten die Kontinenz wiederhergestellt werden.

Zur Rezidivprophylaxe empfehlen wir schlackenreiche Kost und quellende Substanzen sowie Beckenbodentraining in Form aktiver Kontraktionen des Levators.

In der Beobachtungszeit von inzwischen 1–10 Jahren kam es bei 64 operierten Patienten zu 2 Prolapsrezidiven. Die abdominelle Rektopexie und bei 20% aller Patienten die ergänzende hintere Levatorenplastik haben sich als sicheres Verfahren bewährt.

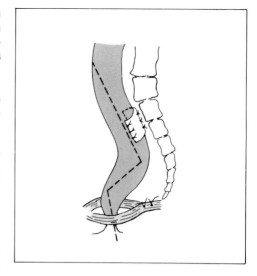

Abb. 90
Wiederherstellung des anorektalen Winkels durch hintere Levatorenplastik

Inkontinenz

Kontinenz bedeutet die Fähigkeit zur willentlich gesteuerten Stuhlentleerung (siehe Kapitel »Das Kontinenzorgan«, S. 9). Eine Beeinträchtigung der Kontinenz mindert die Lebensqualität erheblich und ist Bedrohung im Beruf und in der gesellschaftlichen Stellung.

Grad der Inkontinenz

In Abhängigkeit vom Ausmaß der Schädigung von Anteilen des Kontinenzorgans ist die Störung graduell unterschiedlich. Wir unterscheiden 4 Kategorien (Tab. 5).

Bei der limitierten Kontinenz besteht eine Einschränkung der Fähigkeit, die bei Füllung der Ampulle und nachfolgender Relaxation des Sphincter internus einsetzende austreibende Peristaltik zu brechen. Bei Stuhldrang ist die Kontinenz zeitlich limitiert, häufig bleibt nur eine sehr kurze Zeit bis zum Einsetzen der Defäkation, der Patient muß sich im täglichen Leben darauf einstellen.

Bei der relativen Inkontinenz ist die Fähigkeit, geformten Stuhl zurückzuhalten, nicht verloren, es besteht lediglich eine Unfähigkeit, Winde und dünnen Stuhl zu halten.

Bei der absoluten Inkontinenz ist die aktive Kontrolle der Entleerung von festem, flüssigem oder gasförmigem Darm-

Tab. 5
Grad der Kontinenzstörung

1. Limitierte Kontinenz
2. Relative Inkontinenz
3. Absolute Inkontinenz
4. Pseudoinkontinenz

inhalt verloren, nicht einmal eine kurzfristige Verzögerung ist möglich.

Die Pseudoinkontinenz, häufig vorübergehend, finden wir nach operativ gesetzten Defekten im Analkanal, z. B. nach Exzision einer transsphinktären Fistel oder einer Schlüssellochdeformität nach hinterer offener Sphinkterotomie. Bei der Defäkation verbleiben Stuhlreste im Wunddefekt oder unter den Falten der Schlüssellochdeformität, die sich im Anschluß daran dann in die Unterwäsche entleeren. Die Funktion des Kontinenzorgans ist erhalten, es handelt sich hier lediglich um Stuhlretentionen. Verschmutzungen sind durch entsprechende Analhygiene zu verhindern.

Ätiologie

Die Inkontinenz kann durch Schädigung oder Funktionsverlust eines oder mehrerer Elemente des komplexen Kontinenzorgans bedingt werden. Zweckmäßig werden die Formen der Inkontinenz entsprechend ihrer Ursache eingeteilt (Tab. 6).

Tab. 6
Ätiologie der Inkontinenz

1. Sensorische Inkontinenz: Verlust oder Irritation sensibler Rezeptoren

2. Muskuläre Inkontinenz: Schädigung durch Trauma, Entzündung oder Neoplasma

3. Neurogene Inkontinenz: Schädigung motorischer oder sensibler Nerven

4. Störung der Reservoirfunktion: tiefe Anastomose, Durchzugsoperation, Dyschezie

5. Mißbildungen

Inkontinenz durch gestörte Sensibilität

Der Verlust der Sensibilität im Analkanal bei erhaltener Funktion der Sphinkteren führt zu einer relativen Inkontinenz. Ein typisches Beispiel dafür ist der »*Whitehead*-Schaden«, der nach der früher häufig angewendeten zirkulären Schleimhautexzision zur Behandlung von Hämorrhoiden entsteht.

Nach Exzision des Plexus haemorrhoidalis, der Linea dentata und des Anoderms und Adaptation der Rektumschleimhaut im ungünstigsten Fall an den äußeren Analring resultiert ein Verlust der sensiblen Zone des Anoderms (Abb. 91). Die Unfähigkeit der Identifikation des Darminhaltes führt zu Fehlleistungen, das Eindringen in den oberen Abschnitt des Analkanals wird nicht wahrgenommen und erst die Sensibilität der äußeren Haut registriert den Austritt flüssigen oder schleimigen Darminhalts; die willentliche Kontraktion des M. sphincter ani externus unterbleibt oder kommt zu spät. Hinzu kommt als Folge der *Whitehead*-Operation die häufige Ausbildung einer narbigen zirkulären Stenose, ein Verlust der Feinkontinenz nach Beseitigung des Corpus cavernosum und die ständige Feuchtigkeit der Analregion durch Ektropionierung der Rektumschleimhaut. Ein entsprechendes Bild ist auch nach Durchzugsoperationen mit kolo-analen Anastomosen zu beobachten, tiefe Resektionen mit Erhaltung der Linea dentata führen in etwa 80% zu einer passageren Insuffizienz.

Beim »*Whitehead*-Schaden« und bei Zustand nach Durchzugsoperation besteht die chirurgische Therapie in der Wiederherstellung einer sensiblen Zone im Analkanal. Nach Resektion der narbigen Stenose und eines 2 cm in den Analkanal reichenden Schleimhautzylinders wird durch eine Schwenklappenplastik nach *Ferguson* perianale Haut in den Analkanal verlagert (Abb. 92). Dadurch kann zwar die Übergangszone nicht ersetzt werden, es wird aber ein Wahrnehmungsvermögen erreicht, das eine rechtzeitige Innervation des Sphincter externus erlaubt.

Abb. 91
»Whitehead-Deformität«

Abb. 92
S-Plastik nach *Ferguson;* nach:
E. Mühe und *Th. Hager:*
Kontinenzwiederherstellung –
sensorische Inkontinenz. In:
R. Winkler (Hrsg.): Proktologische
Indikationen und Therapie,
S. 119–125. Enke, Stuttgart 1982

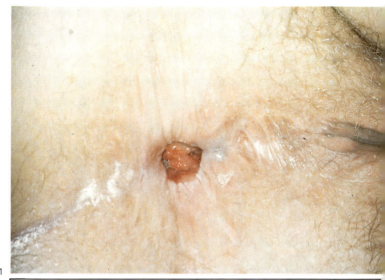

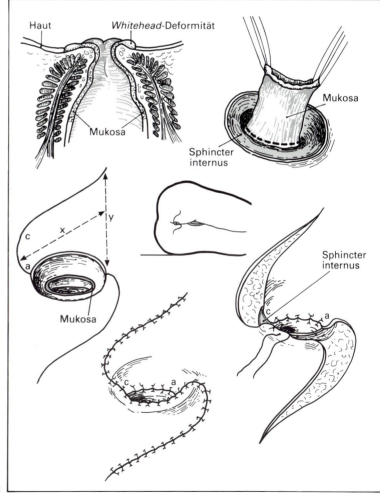

Beim Hämorrhoidalprolaps (siehe Kapitel »Hämorrhoiden«, S. 25) kommt es ebenso durch Ausstülpung des Anoderms zur Störung der Kontinenz (Abb. 93). Auch hier wird lediglich das Austreten größerer geformter Stuhlmenge durch die Dehnung des Sphincter externus bemerkt, flüssiger Stuhl und Schleim können nicht gehalten werden. Eine Hämorrhoidektomie nach *Milligan-Morgan* oder *Parks* führt durch Reposition der Anodermbrücken in den Analkanal zur Wiederherstellung der Kontinenz.

Auch durch einen Rektumprolaps (siehe S. 79) wird die Sensibilität gestört. Die sensible Zone wird durch die Intussuszeption des Rektums bedeckt. Durch einen Deszensus des Beckenbodens kommt es häufig zusätzlich durch Streckung des N. pudendus zu einer Störung der Innervation des Sphincter externus.

Abb. 93
Hämorrhoidalprolaps

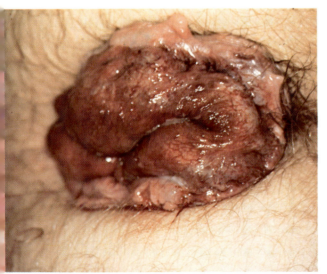

Muskuläre Insuffizienz

Traumatische oder iatrogene Läsionen des Sphincter ani externus, z. B. nach direkten scharfen Traumen, Pfählungsverletzungen, Fisteloperationen oder Dammrissen III. Grades, bedingen eine relative Inkontinenz. Erstreckt sich die Verletzung auf den Puborektalis und den Levator, resultiert eine absolute Inkontinenz (Abb. 94–96).

Bei der Inspektion des Anus ist die ältere Verletzung durch eine Unterbrechung des äußeren Analringes mit Abflachung und einer meist fächerförmigen Narbe bereits sichtbar (Abb. 97).

Die digitale Untersuchung zeigt den grabenförmigen Defekt im Bereich des Wulstes des Unterrandes des Sphincter externus; bei aktiver Sphinkterkontraktion ist im Bereich dieses Defektes keine Reaktion tastbar. Im verbliebenen Muskelwulst kann man häufig schwache Kontraktionen tasten. Solange die Puborektalisschlinge nicht lädiert ist, kann diese bei nach dorsal gerichteter Palpation gut getastet werden, bei Kontraktion wird der palpierende Finger nach frontal ausgelenkt. Solange die Puborektalisschlinge intakt ist, ist eine funktionell bedeutsame Schädigung des Levators nicht anzunehmen.

Diese Form der muskulären Inkontinenz wird bei der frischen Verletzung nach sorgfältigem Debridement sofort versorgt; nach sorgfältiger Exploration des Ausmaßes der Verletzung werden die durchtrennten Sphinkteren mit Einzelknopfnähten wieder vereinigt. Dabei kommt es darauf an, die korrespondierenden Teile des Sphincter externus jeweils aneinander zu adaptieren. Tiefgreifende Nähte sind dabei zu vermeiden, da sie zwangsläufig strangulieren und zu Nekrosen führen (Abb. 98).

Ältere Defekte können noch nach Jahren rekonstruiert werden. Dabei werden die Sphinkteranteile aus der Vernarbung gelöst, das den Muskelstümpfen anhaftende Narbengewebe wird jedoch erhalten, um die Zugkraft der Nähte aufzunehmen (Abb. 99). Dieses ist bei der Rekonstruktion einer alten Verletzung um so wichti-

Abb. 94–96
Frische Durchtrennung der Sphinkteren durch scharfkantigen Bruch eines Besenstiels mit Rektumperforation und retroduodenalem Fremdkörper (Kondom)

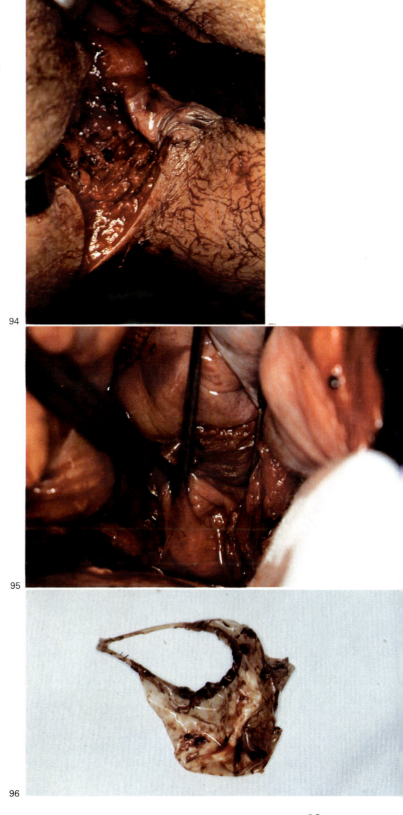

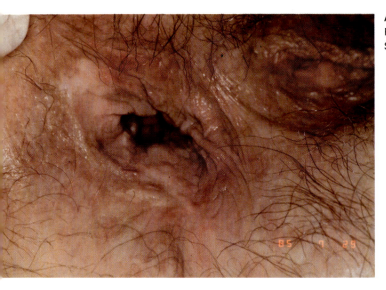

Abb. 97
Fächerförmige Narben nach Sphinkterläsion

ger, als der Sphinkter durch den lange bestehenden Defekt geschrumpft ist, bei Vereinigung der Enden der Analkanal sehr viel enger wird als bei einer frischen Verletzung und die auf den Nähten liegende Zugkraft somit erheblich größer.

Die Versorgung der alten Sphinkterverletzung erfolgt in der Regel als Elektiveingriff nach sorgfältiger Vorbereitung des Darmes durch orthograde Darmspülung und Ernährung mit ballastfreier Kost. Aus diesem Grund verzichten wir heute bei Sphinkterrekonstruktionen in der Regel auf eine temporäre Kolostomie.

Neben den traumatischen oder iatrogenen Läsionen des Sphincter ani können Erkrankungen von Rektum, Analkanal und äußerer Haut in der Analregion (z. B. Zerstörung der Muskulatur durch ein infiltrierendes Analkarzinom, ausgedehnte Vernarbungen durch Fisteln und eine Lymphogranulomatose in der Analregion) die Schließmuskelfunktion direkt beeinträchtigen und zur Inkontinenz führen (Abb. 100 und 101).

Beim infiltrierend wachsenden Analkarzinom oder beim tiefsitzenden Rektumkarzinom kommt eine Wiederherstellung der Kontinenz nicht infrage, hier ist die abdomino-perineale Rektumamputation und Anlage einer definitiven Kolostomie die korrekte Versorgung.

Eine andere Form der muskulären Sphinkter- und Beckenbodeninsuffizienz ist das von *Parks* 1966 beschriebene Descending-Perineum-Syndrom. Es handelt sich dabei wohl nicht um eine primäre muskuläre Insuffizienz, vielmehr muß man annehmen, daß diese durch eine Streckung motorischer Nerven mit nachfolgender Faszikeldegeneration bei allgemeinem Deszensus der Beckenorgane, begünstigt durch heftiges Pressen während der Defäkation, entsteht. Pathogenetisch sind ähnliche Vorgänge anzunehmen, wie sie zur Entstehung des Rektumprolaps führen.

Die dabei bestehende Sphinkterinsuffizienz behandeln wir durch eine Raffung und Straffung des Levator ani. Von einer queren Inzision zwischen Steißbein und

Abb. 98
Inkontinenz durch Verletzung des Schließmuskels

Abb. 99
Vernarbte Muskelstümpfe nach alter Sphinkterläsion

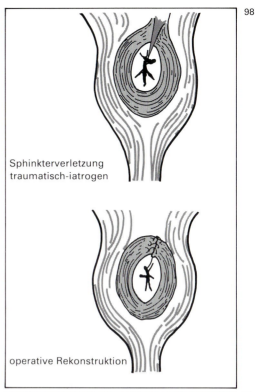

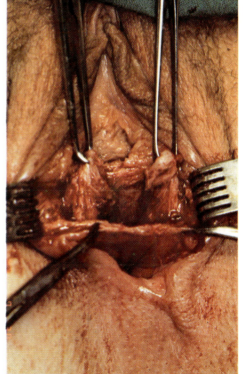

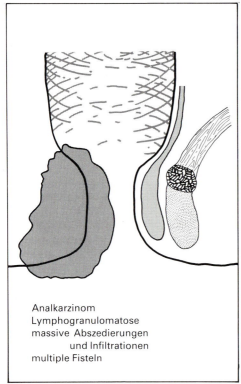

Analkarzinom
Lymphogranulomatose
massive Abszedierungen
und Infiltrationen
multiple Fisteln

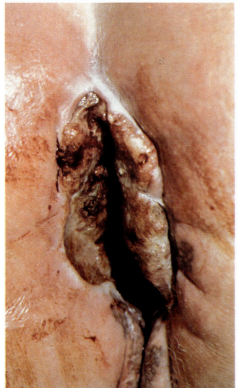

Anus wird die Beckenbodenmuskulatur freigelegt und das Ligamentum anococcygeum im Sinne der Operation nach *Kottmeier* durchtrennt. Die Levatorenschenkel werden nach Ablösung vom Puborektalis an seiner hinteren Zirkumferenz und Frontalverlagerung des Analkanals mit seinen muskulären Strukturen hinter dem Anus mit einigen, nicht zu straff geknüpften Nähten adaptiert. Durch diese einfache Maßnahme wird der anorektale Winkel wiederhergestellt und die Belastung des Sphincter externus vermindert. Die Operation ist leicht durchzuführen und erspart das beim »postanal repair« nach *Parks* notwendige intersphinktäre Vorgehen (siehe auch Kapitel »Rektumprolaps«, S. 79).

Abb. 100
Inkontinenz durch Erkrankungen im Bereich des Analkanals

Abb. 101
Inkontinenz bei Analkarzinom

Inkontinenz durch Störung der Reservoirfunktion

Verschiedene Erkrankungen des Dickdarms zwingen zur operativen Verkleinerung oder zur Entfernung des Rektums als Stuhlreservoir mit seinen Dehnungsrezeptoren. Wir führen z. B. bei der Polyposis coli als Karzinomprophylaxe eine Kolektomie mit ileo-rektaler Anastomose durch und erhalten dabei 15 cm Rektum. Die Häufigkeit der Defäkationen ist dann erhöht, die Kontinenz jedoch erhalten. Dieses ist bis zu einer Höhe der Anastomose von 6 cm oberhalb des Analkanals möglich; die anfänglich hohen Stuhlfrequenzen normalisieren sich in dem Ausmaß, wie die Flüssigkeitsresorption vom terminalen Ileum übernommen wird (Abb. 102). Wegen der initial dünnflüssigen Stühle und der gestörten Ampullenfunktion kann es zu einer vorübergehenden relativen Inkontinenz kommen. Diese Patienten behandeln wir durch maßvolle Flüssigkeitsrestriktion und Dämpfung der Peristaltik.

Tiefe Rektumresektionen gefährden die Kontinenz nicht, solange eine nach Ausführung der Anastomose verbleibende, mindestens 2 cm lange Manschette oberhalb der Linea dentata (Übergangsbereich) erhalten bleibt. Nach anfänglicher Beeinträchtigung sind nach einem Jahr mehr als 85% der Patienten wieder vollständig kontinent.

Abb. 102
Gefährdung der Kontinenz durch Verkleinerung des Reservoirs

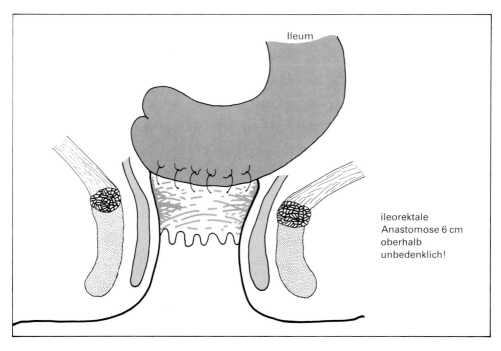

Zur Störung der Reservoirfunktion kommt es ebenfalls bei der rektalen Obstipation und im Spätstadium entzündlicher Erkrankungen mit Fibrosierung der Darmwand (Abb. 103).

Die rektale Obstipation oder Dyschezie, also die Anhäufung von festen, meist zellulosehaltigen, für den Analkanal nicht passierbaren Stuhlmengen, führt zu einer Dauerdilatation mit permanentem Defäkationsreiz und Hyperperistaltik. Dieses wiederum führt zu einer Überlaufinkontinenz.

Die Therapie besteht nach Ausräumung der Ampulle in einer hohen Sphinkterotomie. Nach Durchtrennung des Sphincter internus sinkt der Tonus des Sphincter externus, und die Entleerung der Ampulle normalisiert sich. Außerdem muß bei den meisten alten Patienten das Gebiß zur Wiederherstellung der Kaufunktion saniert werden, um die Ansammlung nicht zerkleinerter zellulosehaltiger Bestandteile im Darm zu verhindern.

Bei der Colitis ulcerosa mit Befall des Rektums kann im Spätstadium eine Fibrosierung der Darmwand resultieren. Aufgrund der durch die Wandstarre bedingten funktionellen Stenosierung kommt es zu häufigen Entleerungen unter Tenesmen. Das wiederum führt zu einer Inkontinenz durch fehlende Reservoirfunktion und Ermüdung der Sphinkteren. Diese Form der Inkontinenz ist, wenn alle Wandschichten fibrotisch verändert sind und die weitgehende Schrumpfung des Rektums resultiert (siehe Kapitel »Anorektale Manifestation entzündlicher Darmerkrankungen«, S. 69), nur noch durch eine Rektumamputation zu beseitigen.

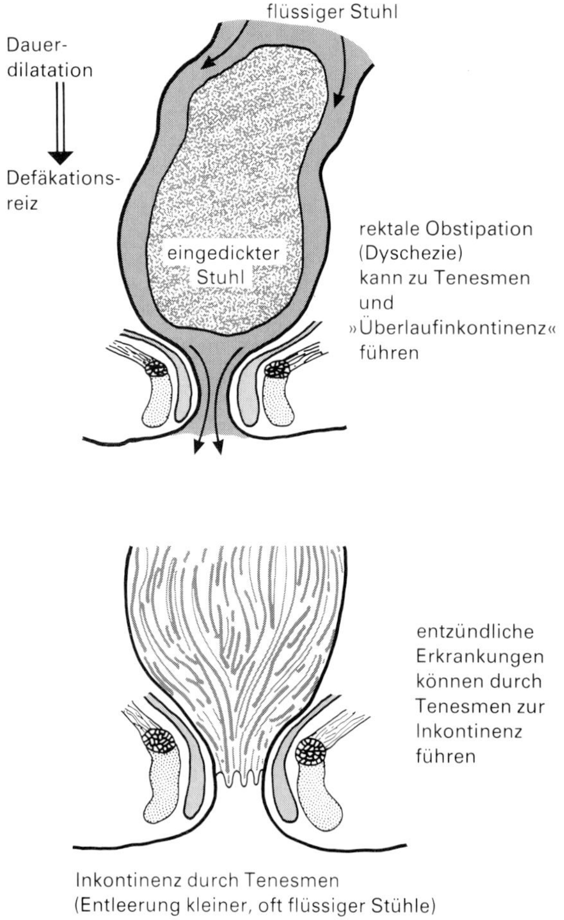

Inkontinenz durch neurologische und psychiatrische Erkrankungen

Die Inkontinenz aus psychiatrischer und neurologischer Ursache (Abb. 104) ist chirurgisch nicht zu beeinflussen. Gelegentlich wird es aus Gründen der Hygiene und der Pflege notwendig sein, eine Kolostomie anzulegen. Diese ist leichter zu pflegen, als ein nicht funktionierendes Kontinenzorgan.

Mißbildungen

Bei Mißbildungen im rekto-analen Übergang sind oft Teile des Kontinenzorgans nicht angelegt. Bei hohen Analatresien können die Übergangszone und der Ple-

Abb. 103
Überlaufinkontinenz bei rektaler Obstipation, Störung der Kontinenz bei entzündlichen Erkrankungen des Rektums

Inkontinenz durch Tenesmen
(Entleerung kleiner, oft flüssiger Stühle)

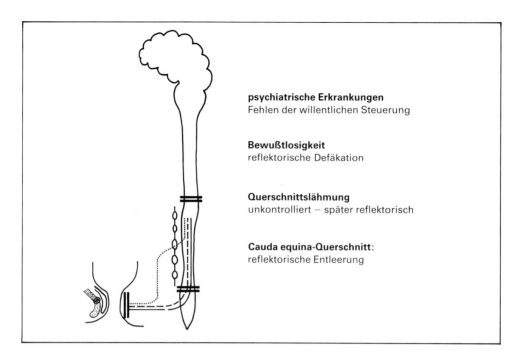

Abb. 104
Psychiatrische und neurologische Ursachen der Inkontinenz

xus haemorrhoidalis sowie die Sphinkteren fehlen. Mit einer Durchzugsoperation kann zwar die Stuhlpassage ermöglicht werden, die Kontinenz wird jedoch nicht in vollem Umfang zu erreichen sein. Eine bessere Prognose haben tiefe Analatresien, bei denen neben dem Puborektalis die Anteile des Sphincter externus angelegt sind, die Analöffnung jedoch fehlt oder im extrasphinktären Bereich zu finden ist.

Grundlage der Behandlung von Kontinenzstörungen ist eine sorgfältige Diagnostik. In Ergänzung zum üblichen proktologischen Untersuchungsgang ist hier bei allen Formen der muskulären oder nerval-muskulären Inkontinenz die ergänzende Beurteilung durch eine Elektromyographie zu nennen. Diese Untersuchung erlaubt besonders eine Differenzierung, ob eine primär neurogene Schädigung vorliegt oder ob Bereiche der intakten Sphinktermuskulatur ein normales Interferenzmuster zeigen, wohingegen sich im Bereich einer Läsion aufgrund der auseinandergewichenen Muskelstrukturen Aktivitäten nicht nachweisen lassen.

Anale und perianale Tumoren

Anale und perianale maligne Tumoren sind selten. Setzt man die Häufigkeit in Beziehung zum Auftreten des Rektumkarzinoms, so kommt man auf eine Inzidenz von 3–4%.

Indessen geht eine große Zahl von Erkrankungen im Anorektalbereich mit Tumorbildung oder tumorähnlichen Veränderungen einher, so daß die differentialdiagnostische Abgrenzung zum einen schwierig, zum anderen aber auch von großer Wichtigkeit ist.

Die Symptome analer Neoplasien unterscheiden sich kaum von denen benigner oder entzündlicher Tumoren, sie sind unspezifisch. Wie bei den anderen analen Läsionen klagen die Patienten über Pruritus, Nässen, Schmerzen, Blutungen und Fremdkörpergefühl. Der Pruritus entsteht in der Regel infolge der Mazeration der Haut, der Ausbildung eines Ekzems oder einer Superinfektion. Nässen tritt auf, wenn ein Tumor im Analkanal zur Störung der Feinkontinenz führt. Schmerzen werden angegeben, wenn der Tumor zu einer Anspannung des Anoderms oder einem Ulkus im Analkanal oder am äußeren Analring geführt hat. Blutungen sind häufig bei Ulzerationen oder mechanischen Verletzungen. Das Fremdkörpergefühl entsteht bei Einengung des Analkanals oder bei Eintritt von Tumoren im Bereich des unteren Rektums oder der Linea dentata in den Analkanal.

Gutartige Tumoren

Die häufigste tumorähnliche Veränderung, die Patienten in die proktologische Sprechstunde führt, sind hypertrophe Papillen. Sie werden meistens bei der Palpation anläßlich einer Vorsorgeuntersuchung entdeckt und als Polypen oder Tumoren beschrieben. Hypertrophe Papillen können ein Ausmaß annehmen, daß sie in den Analkanal prolabieren, im äußeren Analring sichtbar werden und als analer oder perianaler Tumor imponieren. Hypertrophe Papillen sind hart und von weißer oder blaßgrauer Farbe.

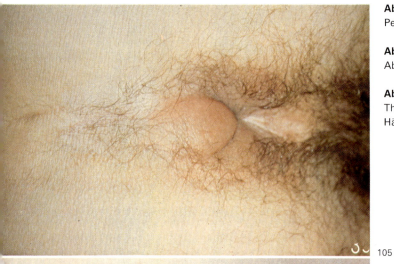

Abb. 105
Periproktitischer Abszeß

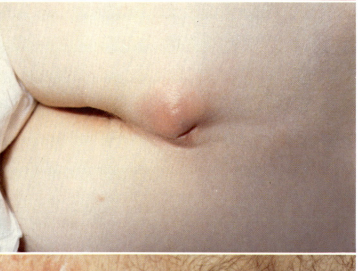

Abb. 106
Abszedierter Pilonidalsinus

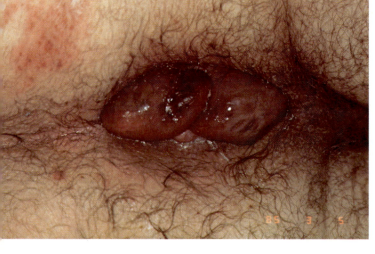

Abb. 107
Thrombosierter und inkarzerierter Hämorrhoidalprolaps

Abb. 108
Perianalvenenthrombose

Abb. 109
Frische Perianalvenenthrombose mit umgebendem Ödem

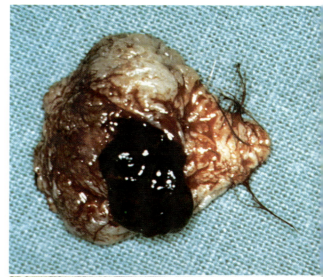

Die Diagnose ist einfach. Proktoskopisch läßt sich die Zuordnung der getasteten oder im äußeren Analring sichtbaren gestielten hypertrophen Papille zur Linea dentata sichern.

Perianale Tumoren, die zu einer Anspannung des Anoderms oder der perianalen Haut führen, sind am häufigsten Abszesse (Abb. 105 und 106). Neben der Schwellung ist der Schmerz führendes Symptom, weiterhin eine Überwärmung oder Rötung. Prolabierte und inkarzerierte prolabierte Hämorrhoiden imponieren gelegentlich als Tumoren, besonders wenn sie ein einzelnes Segment betreffen und eine oberflächliche Schleimhautnekrose oder eine Leukoplakie nachweisbar ist. Durch die Anamnese, die geklagten Beschwerden und eine proktologische Untersuchung wird die Diagnose gesichert (Abb. 107).

Die Perianalvenenthrombose ist differentialdiagnostisch vom malignen Melanom abzugrenzen (Abb. 108 und 109). Das akute Auftreten, die Schmerzen und das umgebende Ödem der frischen Analvenenthrombose macht die Unterscheidung vom nicht akut auftretenden und nicht schmerzhaften Melanom, das subkutan liegend ebenfalls eine glatte, im Hautniveau liegende Oberfläche haben kann, jedoch bei oberflächlicher Lage meistens eine unregelmäßig begrenzte Zirkumferenz und eine feingelappte Oberfläche hat, gut möglich.

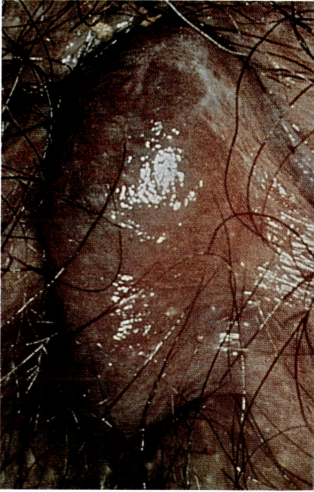

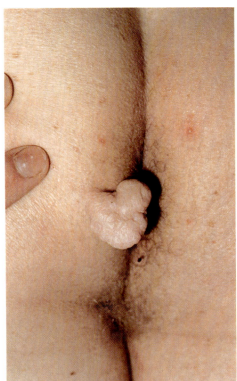

Abb. 110
Fibroma pendulans der Analregion

Abb. 111
Lipom im Analbereich

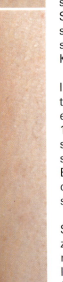

Häufige gutartige Tumoren der Haut sind Fibrome (Abb. 110), des Subkutangewebes Lipome (Abb. 111).

Atherome sind aufgrund ihrer Konsistenz, ihres äußeren Aspekts, der Schmerzunempfindlichkeit und des meist schon langen Bestehens abzugrenzen. Sind sie perforiert und infiziert, täuschen sie das Bild eines Abszesses vor. Der typische Inhalt und die immer vorhandene Kapsel sichern die Diagnose.

In den äußeren Analring prolabierte Rektumpolypen können ebenfalls das Bild eines Analtumors bieten (Abb. 112 und 113). Bei der digitalen Untersuchung lassen sich die Mobilität des in der Regel gestielten Polypens sowie sein Ursprung im Bereich der Rektumschleimhaut erfassen; die Diagnose wird durch eine diagnostische Exstirpation gesichert.

Schwierig ist die Differenzierung von Ulzerationen in der Analgegend, die einem Analkarzinom oder einer venerischen Infektion zugeordnet werden müssen (Abb. 114). Die Anamnese ergibt den Verdacht, die mikroskopische Untersuchung von Abstrichen im Dunkelfeldmikroskop führt zur Diagnose der luischen Läsion, die Biopsie sichert ein Karzinom.

Gleiches gilt für ekzematöse Veränderungen der Haut. Differentialdiagno-

Abb. 112
Prolabierter Rektumpolyp

Abb. 113
Der Polyp ist gestielt

Abb. 114
Anale Lues

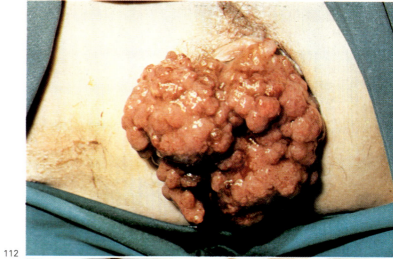

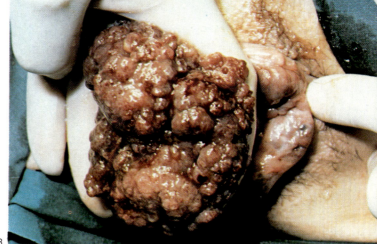

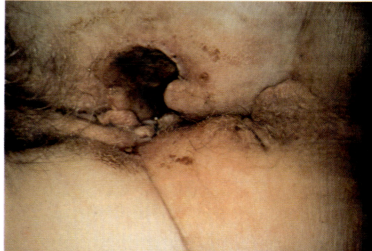

stisch müssen diese gegen den analen M. *Paget* oder den M. *Bowen* abgegrenzt werden. Auch hier liefern Anamnese und Verlauf Hinweise, die Biopsie sichert die Diagnose.

Spitze Kondylome werden überwiegend den gutartigen tumorösen Veränderungen der Analregion zugeordnet. Sie treten in der Genital- und Analregion als relativ weiche, warzenähnliche Knoten auf. Es handelt sich um virusbedingte (HPV 6 und HPV 11) Fibroepitheliome (Abb. 115). Sie sollen mit einer Inzidenz von 46–95% besonders häufig bei Homosexuellen sein. Auch hier ergeben Anamnese und Aspekt die Verdachtsdiagnose, die durch den histologischen Befund bestätigt wird.

Die Therapie ist chirurgisch; die Kondylome werden angehoben und scharf abgetragen. Auf diese Art werden tiefer reichende Vernarbungen, wie sie z. B. bei der elektrochirurgischen Abtragung entstehen können, vermieden.

Die Entartungshäufigkeit wird mit 1,8% bis zu 10% *(Wienert)* angegeben; die Nennung unter den potentiell malignen Tumoren oder Präkanzerosen wird aus diesem Grunde zunehmend diskutiert.

Potentiell maligne Tumoren/Präkanzerosen

Die von *Bowen* beschriebene »präkanzeröse Dermatose« wird heute überwiegend als Carcinoma in situ definiert. Bis 1968 wurden etwa 100 Erkrankungen beschrieben. Makroskopisch handelt es sich um braunrote schuppende Plaques mit flächenhafter Ausbreitung, histologisch finden sich im Epithelverband der hypertrophen Epidermis große blasige und polymorphe Zellen mit atypischen Verteilungsfiguren und allen Kriterien des bösartigen Wachstums. Die Basalmembran bleibt gewahrt, und die oberflächliche Differenzierung in Form von Verhornung ist nachweisbar. In 11% läßt sich im M. *Bowen* ein invasives Karzinom nachweisen; häufig ist der M. *Bowen* mit anderen Präkanzerosen oder Tumoren anderer Organe vergesellschaftet.

Die differentialdiagnostisch bedeutsame gutartige Läsion ist die bowenoide Papillomatose, die abheilt.

Auch der seltene M. *Paget* wird von Pathologen unter den Präkanzerosen genannt. In der Analregion finden sich bleichgraue krustenartige plaqueähnliche Läsionen, die induriert oder auch entzündet sein können. Histologisch finden sich große atypisch geblähte Zellen mit geschwollenen Kernen, die ein PAS-positives Zytoplasma haben, sogenannte *Paget*-Zellen, die sich vom Gangepithel apokriner Drüsen herleiten und sekundär in die Epidermis einwandern.

In 80% ist der M. *Paget* der Perianalregion mit einem invasiven Karzinom in dieser Region assoziiert, in 20% trifft das nicht zu. Die Prognose ist davon abhängig, ob es sich um einen eigenständigen *Paget* handelt oder ob diese Assoziation besteht.

Der sogenannte *Buschke-Löwenstein*-Tumor entsteht als destruierendes Kondylom auf dem Boden langjährig vorliegender Kondylomata (Abb. 116). Der auch »destruierendes Kondylom« oder »giantcondyloma« genannte Tumor zeigt ausgeprägte Erosionen der Oberfläche sowie ein »infiltrierendes« Vorwachsen in das perirektale Gewebe und die Fossae ischiorectales. Histologisch finden sich zunächst keine Zeichen einer malignen Transformation; erst nach längerer Krankheitsdauer und wahrscheinlich unter dem Einfluß einer chronischen Irritation bei der beetartig verrukösen Form kommt es zum allmählichen Übergang in ein verhornendes Plattenepithelkarzinom.

Bei der polypös exophytisch wachsenden Form des Riesenkondyloms tritt eine Invasion umgebender Strukturen nicht auf.

Anale und perianale maligne Tumoren

Das Plattenepithelkarzinom des Analkanals ist häufiger als das des Analrandes (Abb. 117). Frauen sind 4mal häufi-

Abb. 115
Anale Kondylome

Abb. 116
Buschke-Löwenstein-Tumor

Abb. 117
Plattenepithelkarzinom des Analkanals

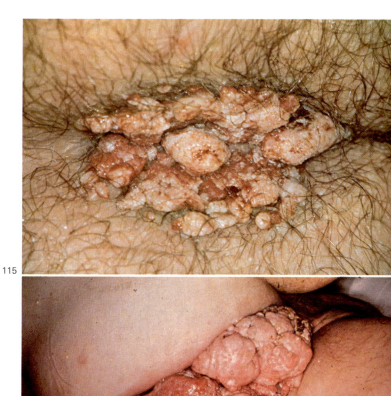

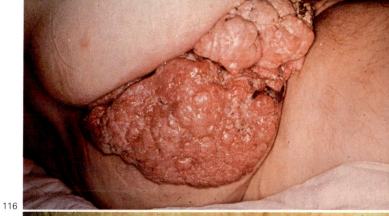

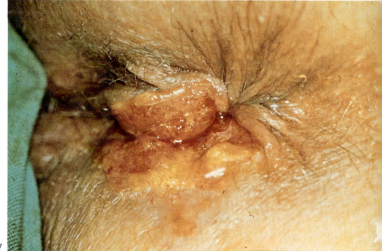

ger als Männer betroffen, das Manifestationsalter liegt zwischen dem 5. und 7. Lebensjahrzehnt. ¾ der Plattenepithelkarzinome des Analkanals gehen von der Übergangszone im Bereich der Linea dentata aus, der Rest entwickelt sich aus dem Anoderm. Die Tumoren sind makroskopisch häufig schüsselförmig oder plaqueartig; polypöse Wuchsformen sind im Analkanal selten. Histologisch findet sich beim überwiegenden Teil dieser Tumoren ein nicht verhornendes Plattenepithelkarzinom, der Tumor wächst per continuitatem in das Rektum ein. Lymphknoten entlang der V. haemorrhoidalis superior, aber auch im Inguinalbereich, sind in 40% befallen. Die Prognose ist abhängig vom Differenzierungsgrad.

Das Plattenepithelkarzinom der Perianalregion geht von der intermediären Zone zwischen dem Anoderm und der Epidermis aus. Hier sind Männer häufiger betroffen als Frauen. Die Tumoren sind exulzeriert, sie infiltrieren flächenhaft, es treten auch polypoide Wachstumsformen auf (Abb. 118 und 119). Vorherrschend ist das verhornende Plattenepithelkarzinom, anaplastische Karzinome sind selten. Perianale Karzinome metastasieren in die inguinalen Lymphknoten mit einer Häufigkeit von 40% (Abb. 120 und 121). Eine hämatogene Metastasierung ist selten, die Prognose ist günstiger als die des Karzinoms des Analkanals.

Das kloakogene Karzinom oder auch basaloide Karzinom nimmt seinen Ausgang von der Transitionalzone zwischen Anoderm und Rektummukosa. Frauen sind häufiger betroffen als Männer. Die Karzinome infiltrieren in ihre Umgebung, perirektale, mesenteriale und inguinale Lymphknoten sind häufig betroffen. Eine Metastasierung kann in die Leber, ins Skelettsystem und in die Lunge erfolgen.

Das Basalzellkarzinom im Bereich des äußeren Analrings oder perianal ist selten. Histologisch findet sich ein aus den Basalzellen entstehender epithelialer Tumor mit geringer Anaplasie der Zellkerne und Ausbildung von adenoidzystischen Strukturen. Eine Metastasierung ist nicht bekannt, jedoch neigen diese Tumoren zu hartnäckigen Rezidiven nach unvollständiger Resektion. Adenokarzinome in der Analregion vom rektalen Typ sind nach distal gewucherte Rektumkarzinome, Tumoren vom Analdrüsentyp entstehen in den Proktodealdrüsen oder ihren Ausführungsgängen. Fistelkarzinome, die aus anorektalen Fisteln entstehen, sind extrem selten.

Nur 1,25% aller malignen Tumoren im Anorektalbereich sind maligne Melanome. Sie treten vorwiegend im 6. Lebensjahrzehnt auf, eine Geschlechtsdisposition ist nicht gegeben. Melanome sind lange Zeit symptomfrei; sie infiltrieren frühzeitig und führen sehr häufig zu einer hämatogenen Metastasierung, vorwiegend in Leber und Lunge. Die Prognose ist äußerst schlecht, die Überlebenszeit beträgt in der Regel nur einige Monate.

Diagnostik

Möglichkeiten zur klinischen Differenzierung analer und perianaler Tumoren wurden bereits angeführt. Das Bild dieser Tumoren ist vielseitig, auch sorgfältigste anamnestische Erhebungen und differentialdiagnostische Erwägungen schließen einen Irrtum nie aus. Grundsätzlich ist nur die histologische Bestätigung der Verdachtsdiagnose sicher. Anzustreben ist bei kleinen Läsionen in jedem Fall die diagnostische Exstirpation, lediglich bei flächenhaft größeren Veränderungen raten wir zu einer Probeexzision.

Therapie

Die Therapie wird durch Lage und Ausdehnung des Tumors bestimmt, die Prognose der analen und perianalen Karzinome wird durch das Ausmaß der lymphogenen Metastasierung bestimmt. Die Therapie besteht in der radikalen Tumorentfernung unter gleichzeitiger Exstirpation der bevorzugt befallenen Lymphknotengruppen. Dabei gilt, daß die Indikation zur

Abb. 118
Exulzeriertes Plattenepithelkarzinom der Perianalregion

Abb. 119
Exulzeriertes polypoides
Plattenepithelkarzinom

Abb. 120 und 121
Inguinale Lymphknoten-
metastasen eines
Analkarzinoms

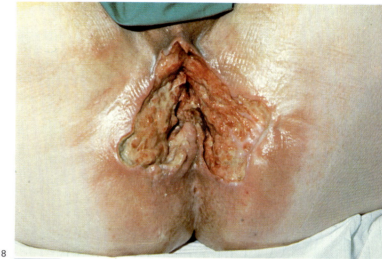

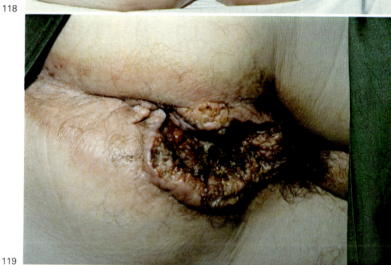

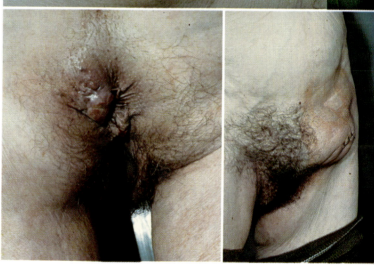

Dissektion der regionalen Lymphbahnen um so großzügiger zu stellen ist, je größer das Karzinom, je geringer der Differenzierungsgrad und je tiefer die bereits erfolgte Infiltration ist.

Beim Plattenepithelkarzinom der perianalen Region, wie beim Basalzellkarzinom, ist die großzügige lokale Exzision im Gesunden in der Regel ausreichend. In Abhängigkeit vom Differenzierungsgrad und der beschriebenen lymphogenen Metastasierung sind erweiterte Resektionen mit Dissektionen der Lymphbahnen und gegebenenfalls adjuvanter Therapie notwendig.

Kolorektale Polypen

Abhängig von der Untersuchungsmethode und der untersuchten Population wird die Häufigkeit kolorektaler Polypen unterschiedlich angegeben. In der Mayo-Clinic wurden 1020 asymptomatische Patienten rektoskopiert und dabei in 7,5% kolorektale Polypen entdeckt. *Jackman* ermittelte bei 2784 nicht selektierten Autopsien eine Inzidenz von 11,85%. In unserer proktologischen Sprechstunde hatten in den Jahren 1977–1984 von 11823 rektoskopierten Patienten 922 kolorektale Polypen, das sind 7,8%.

Bei 591 Patienten fanden wir solitäre Polypen, multiple Polypen bei 255 und eine Polyposis coli bei 86 (Abb. 122). Das Durchschnittsalter lag bei 53 Jahren mit einem Gipfel zwischen 60 und 70, das Durchschnittsalter von Patienten mit einem kolorektalen Karzinom war 60 Jahre. Diese Altersdifferenz entspricht der von *Morson* berichteten.

Abb. 122
Die Häufigkeit kolorektaler Polypen bei 922 Patienten (Schema nach *Bussey*)

solitär	n = 591	63,7%
multipel	n = 255	27,5%
Polyposis	n = 86	8,8%

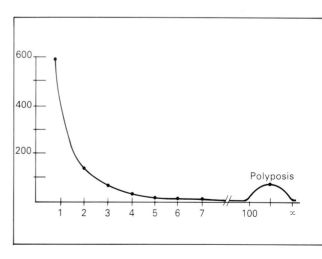

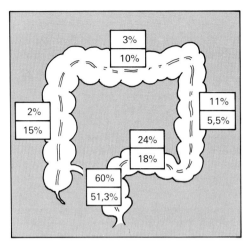

Abb. 123
Die Lokalisation von kolorektalen Polypen (obere Ziffer, n = 1 237) und kolorektalen Karzinomen (untere Ziffer, n = 1 063) ohne Polyposis coli

84% aller Polypen fanden sich im Bereich von Rektum und Sigma; in diesem Abschnitt waren von 1 063 kolorektalen Karzinomen (1973−1983) 69,3% zu finden (Abb. 123).

Pathologie

Kolorektale Polypen sind von variabler histologischer Struktur und entsprechend von einer unterschiedlichen klinischen Wertigkeit hinsichtlich des Entartungsrisikos.

Der Polyp ist eine umschriebene gestielte oder breitbasig aufsitzende (»sessile«) Vorwölbung der Darmschleimhaut. Es sind primär gutartige epitheliale Tumoren, von variabler histologischer Struktur und entsprechend von unterschiedlicher

Tab. 7
Klassifizierung kolorektaler Polypen
(Morson und *Bussey,* 1970)*

Polypenart	solitär	multipel (Polypose)
neoplastische Polypen	Adenome	familiäre Polyposis coli
Gardner-Syndrom	villöse Adenome adeno-villöse Adenome (Mischform)	
Hamartome	juvenile Polypen *Peutz-Jeghers*-Polyp	juvenile Polypose *Peutz-Jeghers*-Syndrom (Polypose) *Cronkhite*-Canada-Syndrom?
»unklassifizierbare« Polypen	hyperplastische (= metaplastische) Polypen	multiple hyper- (= meta-) plastische Polypen
entzündliche Polypen	Pseudopolypen bei Colitis ulcerosa gutartige lymphoide Polypen	gutartige lymphoide Polypose

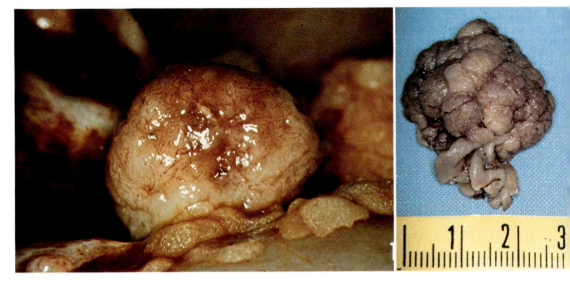

Abb. 124
Tubuläres Adenom

Abb. 125
Gestieltes Adenom

klinischer Wertigkeit hinsichtlich des Entartungsrisikos. Nach *Morson* und *Bussey* werden sie unterteilt in neoplastische, hamartomatöse, hyperplastische und entzündliche Polypen (Tab. 7).

Neoplastische Polypen sind Adenome, villöse Adenome und die adenovillösen Mischformen. Gemeinsam sind ihnen die Charakteristika der Epitheldysplasie oder Atypie variabler Ausprägung. Als echte Neoplasien haben sie eine Tendenz zur malignen Degeneration; sie sind als Präkanzerosen anzusehen (Polyp-Karzinom-Sequenz, *Morson*). Das maligne Potential ist bestimmt durch die Größe, den Typ und den Grad der Epitheldysplasie.

Das tubuläre Adenom ist unter den neoplastischen Polypen am häufigsten. Kleine Adenome sind meist breitbasig, von glatter Oberfläche und der Farbe der umgebenden Schleimhaut (Abb. 124).

Werden sie größer, bilden sie häufig einen Stiel aus, die Oberfläche zeigt eine dunkelrote bis rotbraune Farbe (Abb. 125).

Histologisch finden sich bei kleinen Adenomen unter 1 cm Durchmesser gewöhnlich nur leichte Dysplasien, schwere Atypien oder invasive Karzinome sind selten (weniger als 1%).

Werden tubuläre Adenome größer, wird die »maligne Degeneration« häufiger. Bei Polypen von 10–20 mm Durchmesser finden sich schwere Atypien oder invasive Karzinome in 10%, bei über 20 mm großen Polypen in etwa 50%. Demnach steigt das Karzinomrisiko mit der Größe des Adenoms beträchtlich, bei reinen Adenomen liegt es für alle Größen insgesamt bei 10%.

Villöse Adenome sind seltener, sie machen etwa 10% aller neoplastischen Polypen aus. Sie sind meist breitbasig und

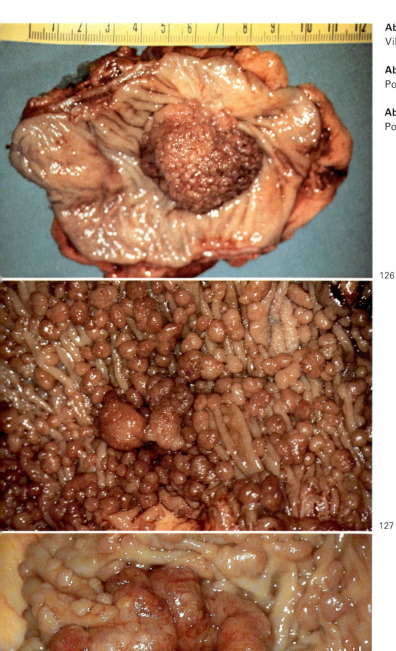

Abb. 126
Villöses Adenom

Abb. 127
Polyposis coli

Abb. 128
Polyposis coli mit Karzinom

können sich über erhebliche Areale ausbreiten. Die Oberfläche ist von zottigem Aspekt und leicht verletzlich (Abb. 126).

Die klinische Bedeutung liegt in einer sehr hohen Entartungshäufigkeit, invasive Karzinome finden sich in 40%.

Adeno-villöse Mischformen finden sich in 15% aller neoplastischen Polypen. Der Aspekt ähnelt in der Regel eher dem Adenom, invasive Karzinome sind bis 1 cm Größe in 4%, bei Polypen über 2 cm Durchmesser in 22% nachweisbar.

Die familiäre Polyposis coli ist ein autosomal-dominant vererbtes Leiden. Merkmalsträger finden sich, wie zu erwarten, in nahezu 50%. Im Dickdarm bestehen hunderte bis tausende von Polypen, die rasenartig angeordnet sind (Abb. 127). Bei den Merkmalsträgern entwickeln sich diese Polypen zur Zeit der Pubertät, klinisch manifest werden sie zwischen dem 20. und 30. Lebensjahr.

Unbehandelt führt das Leiden immer zum Dickdarmkarzinom (Abb. 128); unsere Patienten hatten zum Zeitpunkt der Operation bereits in 46% ein Karzinom!

Das *Gardner*-Syndrom umfaßt in seiner vollen Ausprägung die Trias: familiäre Polyposis des Dickdarms, Osteomatose und mesenchymale Tumoren der Haut. Indessen ist eine Abgrenzung zur Polyposis coli nicht mehr strikt zu vollziehen, da sich bei einer Fahndung nach mesenchymalen Tumoren und Osteomen erweist, daß diese weitaus häufiger sind als früher angenommen wurde.

Das *Turcot*-Syndrom, eine Kombination der intestinalen Polyposis mit Tumoren des Zentralnervensystems, ist außerordentlich selten. Im Gegensatz zur Polyposis und zum *Gardner*-Syndrom liegt hier offensichtlich ein autosomal-rezessiver Erbgang zugrunde.

Hamartomatöse Polypen sind gleichsam selten. Bei der juvenilen Polypose stehen die Polypen weniger dicht. Sie bauen sich aus normaler Schleimhaut auf und

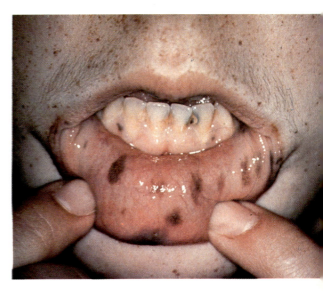

Abb. 129
Peutz-Jeghers-Syndrom

zeigen zystische Erweiterungen der Drüsen, die von normalem Epithel ausgekleidet und mit Schleim gefüllt sind. Es handelt sich um Retentionspolypen; die Erkrankung tritt im Kindesalter auf und ist gekennzeichnet durch Darmblutungen. Da bei den juvenilen Polypen die Muscularis mucosae am Aufbau nicht beteiligt ist, sind Selbstamputationen häufig. Eine maligne Entartung ist nicht bekannt; die Polypen bilden sich mit zunehmendem Lebensalter zurück, sofern sie nicht durch Selbstamputation beseitigt werden.

Beim *Peutz-Jeghers*-Syndrom treten hamartomatöse Polypen im Dünndarm auf, sie kommen jedoch auch im Dickdarm vor. Morphologisch findet sich eine baumartige Verästelung der Muscularis mucosae im Sinne einer Fehlbildung; die Krypten sind jedoch normal gestaltet, und es besteht keine epitheliale Proliferationstendenz. Neben den Polypen ist das *Peutz-Jeghers*-Syndrom charakterisiert durch periorale oder bukkale Pigmentflecken (Abb. 129). Wenn sich auch bei *Peutz-Jeghers*-Polypen histologisch in der Regel kein Anhalt für eine maligne Transformation ergibt, scheint jedoch eine gewisse Disposition zum Auftreten von Malignomen des oberen Intestinaltrakts in jungen Jahren zu bestehen.

Hyperplastische Polypen treten gewöhnlich multipel auf. Es sind kleine plaqueähnliche, gering erhabene Läsionen von wenigen Millimetern Durchmesser. Histologisch finden sich die Krypten zystisch dilatiert, die Proliferationszone an der Basis ist verbreitert. Der hyperplastische Polyp ist eine reaktive Schleimhauthyperplasie unbekannter Ursache, er ist gutartig und in der Regel symptomlos.

Entzündliche Polypen können im fortgeschrittenen Stadium einer Colitis ulcerosa entstehen (siehe S. 71). Es sind inselförmige Reste der ödematös aufgequollenen und entzündeten Mukosa, umgeben von großflächigen Ulzerationen.

Gutartige lymphoide Polypen sind nach *Goligher* die häufigsten nicht-epithelialen Tumoren des Dickdarms; sie sind auf Rektum und Sigma beschränkt. Die darüber liegende Mukosa ist normal, gerötet oder grau, der Durchmesser einige Millimeter bis zu 3 cm. Selten sind sie größer und gestielt. Maligne Entartungen wurden nicht beschrieben.

Klinik kolorektaler Polypen

Kolorektale Polypen sind in einer großen Zahl symptomlos, besonders wenn sie klein sind. Sie werden gewöhnlich bei einer proktologischen Untersuchung bei symptomlosen Patienten oder bei Patienten, deren Symptome durch andere begleitende Konditionen zu erklären sind, entdeckt. Das häufigste Symptom ist die Blutauflagerung oder die okkulte Blutung. Tief im Rektum sitzende Polypen können prolabieren, wenn sie gestielt sind und eine entsprechende Größe haben, daß sie durch die Stuhlpassage analwärts gedrängt werden. Sekretentleerungen sind häufig bei der Polyposis coli, bei großen villösen Adenomen kann es zu massiven Sekretentleerungen mit Elektrolytverlusten kommen. Große Polypen stellen ein Passagehindernis dar, das zu Diarrhoen und Tenesmen führen kann.

Diagnostik

68% aller kolorektalen Polypen lassen sich rektoskopisch erfassen, über 90% durch eine Sigmoidoskopie bis zur linken Flexur. Bei der Polyposis coli ist gewöhnlich das Rektum am stärksten befallen, hier ist die Diagnose allein durch die Rektoskopie zu sichern.

In jedem Fall wird bei solitären Polypen, bei multiplen Polypen und bei der Polyposе eine Röntgenuntersuchung des Darmes angeschlossen, um weitere Polypen oder Karzinome auszuschließen (Abb. 130 und 131). Die Röntgenuntersuchung im Doppelkontrastverfahren nach *Welin* ist bei guter Vorbereitung des Darmes in der Lage, polypoide Läsionen bis 5 mm Durchmesser nachzuweisen. Werden röntgenologisch in höheren Darmabschnitten Polypen nachgewiesen, wird zur diagnostischen Klärung und gleichzeitig Therapie eine Koloskopie angeschlossen.

Probeexzisionen aus Polypen sind obsolet, da die Knipsbiopsie nicht repräsentativ für den gesamten Polypen ist. Es kann eine schwere Atypie im Sinne eines fokalen Karzinoms zufällig erfaßt werden und zur Diagnose des kolorektalen Karzinoms mit allen Konsequenzen führen, andererseits kann bei bereits infiltrierendem Karzinom eine Partie des Polypen exzidiert werden, die den Befund aller möglichen Formen neoplastischer Polypen ergibt, während sich bei weiterem Zuwarten das Karzinom entwickelt.

Differentialdiagnose

Differentialdiagnostische Erwägungen ergeben sich aus der genannten Vielfalt der kolorektalen Polypen. Im rektoanalen Übergang können gelegentlich hypertrophe Papillen der Linea dentata zur Verwechslung mit Polypen führen.

Abb. 130
Sigmapolyp

Abb. 131
Gestielter Polyp und schüsselförmig exulzeriertes Karzinom

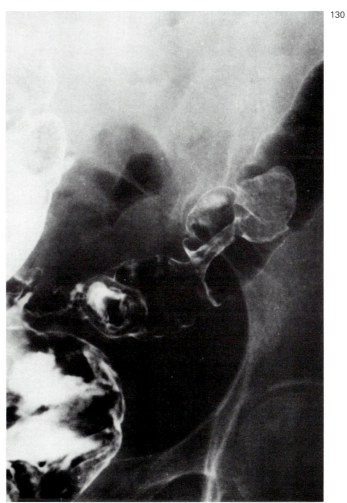

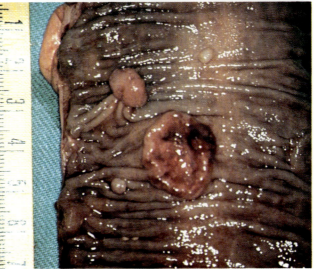

Therapie

Wegen des beschriebenen Risikos der malignen Entartung müssen polypöse Wucherungen des Kolons nach Möglichkeit in toto entfernt und histologisch untersucht werden. Dieses Vorgehen ist zur Domäne der endoskopischen Polypektomie mit der Hochfrequenzdiathermieschlinge geworden (Abb. 132). Dabei ist die exakte Lokalisation im Röntgenbild von großer Bedeutung, da bei Nachweis einer malignen Degeneration mit Einbruch in die Muscularis mucosae bei niedriger Differenzierung oder bei Infiltration des Polypenstieles eine Segmentresektion angeschlossen werden muß. Die endoskopische Höhenlokalisation ist hier nicht ausreichend, da sich bei wiederholten Untersuchungen derselben Läsion nach Auffädelung und Streckung des Sigmas erhebliche Diskrepanzen ergeben können.

Ergibt die Untersuchung des abgetragenen Polypen eine schwere Atypie (= fokales Karzinom), ist die Abtragung eine ausreichende Therapie. Es sind jedoch Kontrolluntersuchungen nach 6 und 12 Wochen, danach in ½jährlichen Abständen durchzuführen, um das seltene, aber mögliche weitere Wachstum frühzeitig zu erfassen.

Breitbasige villöse Adenome des Rektums entfernen wir nach stationärer Aufnahme transanal durch Exzision bis auf die Muskularis, oberhalb des Rektums primär durch eine Segmentresektion, da hier bei endoskopischer Entfernung die Gefahr der Perforation oder der durch die Diathermie bedingten Nekrose mit nachfolgender Durchwanderungsperitonitis zu groß ist.

Eine Gefahr der endoskopischen Polypektomie ist die Perforation der Darmwand bei Invagination im Bereich der Basis des Polypenstiels (Abb. 133). Aus diesem Grund dürfen große Polypen, auf die durch Passage des Darminhalts eine Traktionswirkung ausgeübt wird, nicht zu weit an der Basis abgetragen werden.

Nach endoskopischer Polypektomie im Bereich des Kolons treten nur in 2,2% Komplikationen auf, am häufigsten Blutungen, die jedoch meistens konservativ gestillt werden können.

Bei der familiären Polyposis führen wir nach Ausschluß eines Karzinoms im Rektum eine Kolektomie mit Anlage einer ileorektalen Anastomose durch. Dabei wird der Anastomosenbereich von dort vorliegenden Polypen befreit; in der Folgezeit bleiben die Patienten unter engmaschiger Kontrolle. Bei den zunächst in 3wöchigen Abständen durchgeführten Rektoskopien

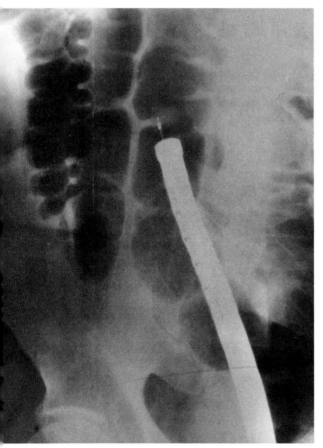

Abb. 132
Endoskopische Polypektomie

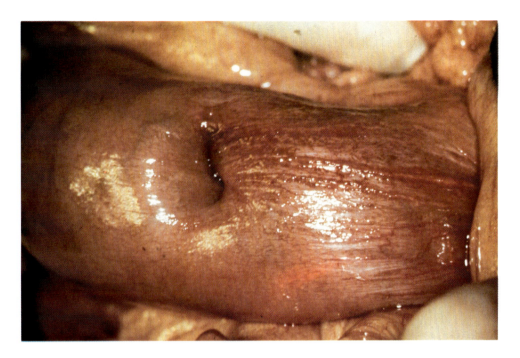

Abb. 133
Invagination des Polypenstiels bei einem Dünndarmpolypen

werden die im Rektumstumpf verbliebenen Polypen schrittweise abgetragen, bis das Rektum polypenfrei ist. Danach erfolgen weitere Kontrolluntersuchungen, erneut aufgetretene Polypen werden abgetragen. Bei Auftritt eines Karzinoms (4%) wird dieses frühzeitig erfaßt und die Rektumamputation angeschlossen.

Eine spontane Rückbildung von Rektumpolypen nach ileorektaler Anastomose konnten wir nicht beobachten.

Rektumkarzinom

In den industrialisierten westlichen Ländern nimmt seit 2 Jahrzehnten die Häufigkeit des kolorektalen Karzinoms ständig zu. Bei Frauen rangiert es vor dem Mammakarzinom an 1. Stelle, bei Männern ist es nach dem Bronchialkarzinom das zweithäufigste maligne Tumorleiden.

Dabei konnte in den letzten Jahren eine Zunahme der Diagnose und Behandlung früher Wachstumsstadien beobachtet werden. Wir führen das auf die größere Aufmerksamkeit zurück, die dem kolorektalen Karzinom zuteil wurde und nicht zuletzt auf die erweiterten und verbesserten Möglichkeiten der endoskopischen und radiologischen Diagnostik, die eine außerordentlich große Verbreitung erfahren haben.

Während wir 1973 in nahezu 70% der operierten kolorektalen Karzinome einen Befall regionaler Lymphknoten nachweisen konnten, sank die Häufigkeit auf heute 36%. Die Zahl der Tumoren in prognostisch günstigeren frühen Stadien stieg entsprechend an, die Zahl weit fortgeschrittener Karzinome mit Lymphknotenmetastasen und Fernmetastasen in der Leber oder seltener in der Lunge blieb mit 23 bzw. 24% nahezu gleich (Tab. 8).

Tab. 8
Wandel der behandelten Tumorstadien in 10 Jahren

	1973 %	1983 %
Auf die Darmwand beschränkt	10	40
Lymphknotenmetastasen	67	36
Lymphknotenmetastasen und Fernmetastasen	23	24

Der häufigere Nachweis früher Wachstumsstadien des kolorektalen Karzinoms verbessert die Voraussetzungen für eine stadiengerechte differenzierte Therapie.

Klinische Manifestation des Rektumkarzinoms

Blut im Stuhl, meistens hellrot, oft mit Schleim vermischt, ist das häufigste Symptom (75%) des Rektumkarzinoms. Da es oft das einzige Symptom ist, wird es leicht als Hämorrhoidalblutung fehlgedeutet. Bei 70% dieser Patienten werden über Wochen »Hämorrhoidalsuppositorien« oder »-salben« verordnet, ehe die Diagnose gesichert wird! Gewichtsverlust wird von 40% der Patienten beklagt, eine Obstipation von 28%, Tenesmen von 24% und das Gefühl einer inkompletten Entleerung von 18%. Nur etwa 4% der Patienten mit einem Rektumkarzinom sind beschwerdefrei.

Trotz der an sich typischen Symptomatik wird die Diagnose oft erst nach Monaten gestellt. Viele Erkrankungen im Enddarm weisen eine ähnliche Symptomatik auf, und es ist nicht sehr oft möglich, aufgrund der Anamnese das Symptom einer besonderen zugrundeliegenden Erkrankung zuzuordnen (Tab. 9).

Diagnostik

51,3% aller kolorektalen Karzinome sind im Rektum lokalisiert, weitere 18% im Sigma. Durch die einfache proktologische Untersuchung, die neben der Anamnese und der klinischen Untersuchung die Inspektion, Palpation, Proktoskopie und Rektosigmoidoskopie umfaßt, können 55% aller Dickdarmkarzinome verifiziert werden, bei der alleinigen rektal-digitalen Untersuchung sind 24% tastbar.

Tab. 9
Symptome des Kolon- und Rektumkarzinoms

Symptom	Rektum %	Kolon %
Blut im Stuhl	75,4	50,0
Gewichtsverlust	39,2	43,3
Obstipation	27,6	35,0
Schleimbeimengungen	23,2	10,0
Schmerzen, Tenesmen	20,4	43,5
Diarrhoen	18,9	23,4
Meteorismus	10,2	4,8
Anämie	2,9	25,0

Alter	über 45 Jahre bei asymptomatischen Patienten
disponierende Erkrankungen	familiäre Polyposis Colitis ulcerosa *Peutz-Jeghers*-Syndrom Enteritis regionalis *Crohn* des Kolons (?)
Vorgeschichte	kolorektale Polypen oder Karzinome Genitalkarzinome oder Mammakarzinome bei Frauen
familiäre Belastung	familiäre Polyposis Kolonpolypen oder Kolonkarzinome

Tab. 10
Risikofaktoren, die regelmäßige Vorsorgeuntersuchungen erfordern

Durch eine ebenfalls ambulant, für den Geübten mit geringem Risiko und geringem Zeitaufwand durchzuführende Sigmoidoskopie mit dem flexiblen Instrument können nahezu 75% aller Karzinome endoskopisch diagnostiziert und bioptisch gesichert werden, Grund genug, dieses Untersuchungsverfahren zu propagieren und das Instrument nicht als »gefährlichen Kastraten« zu beargwöhnen. Die Komplikationsrate ist bei der Rektoskopie und der Sigmoidoskopie gleich gering einzuschätzen.

Der Kolonkontrasteinlauf hat beim kolorektalen Karzinom eine Treffsicherheit von nahezu 90%. Unsicherheiten ergeben sich, auch bei optimaler Untersuchungstechnik, in der Regel durch Überlagerungen im Bereich des rektosigmoidalen Übergangs und des Sigmas, ein Grund mehr, die Sigmoidoskopie als vorgeschaltete Untersuchung anzuerkennen. Die Aussagefähigkeit des Kolonkontrasteinlaufs in der Technik nach *Welin* ist im Bereich des Kolons als besonders hoch anzusehen; aus diesem Grund führen wir diese Untersuchung bei negativem Ausfall der »kleinen Endoskopie« als nächsten Schritt durch, um dann aufgrund der sich daraus ergebenden Verdachtsmomente die Koloskopie zur endoskopisch-bioptischen Sicherung anzuschließen. Der Kolonkontrasteinlauf wird bei allen nachgewiesenen Dickdarmkarzinomen zum Ausschluß der in 3% (2–7%) auftretenden synchronen Doppelkarzinome des Dickdarms grundsätzlich vorgenommen.

Die genannte Reihung der sich sinnvoll ergänzenden Untersuchungsverfahren ergibt sich aus der vorwiegend zu erwartenden Lage von Neoplasien und anderen Erkrankungen, aus der bei allen Untersuchungsverfahren auch in der Hand des Geübten entsprechenden Belastung und Gefährdung für den Patienten, dem notwendigen Zeitaufwand und schließlich der Höhe des materiellen Einsatzes.

Das Ziel, eine Frühdiagnose zu erreichen, führt zu der Frage, inwieweit sich die genannten Symptome bereits im Initialstadium erfassen lassen. Hier hat sich die Untersuchung auf okkultes Blut im Stuhl angeboten, die in Form des *Hämokkult-Tests* weite Verbreitung gefunden hat. Es mehren sich allerdings in der letzten Zeit Berichte über falsch-negative Testergebnisse in einer Größenordnung von 30–50% sowie falsch-positive Resultate mit 2–10%. Besonders häufig ist der negative

Testausfall beim Rektumkarzinom. Ganz allgemein hat der *Hämokkult-Test* zur Entdeckung des frühen Dickdarmkarzinoms die Erwartungen nicht erfüllt; es bleibt abzuwarten, ob zur Zeit in Erprobung befindliche Immunfluoreszenztests oder immunchemische Tests die Möglichkeiten erweitern.

Im Sinne der Früherkennung erscheint es sinnvoller, eine Vorsorge bzw. Früherfassung des kolorektalen Karzinoms durch gezielte Untersuchung von Risikogruppen zu erzielen (Tab. 10).

Das Erscheinungsbild des kolorektalen Karzinoms im Endoskop ist vielfältig: Polypen mit einem invasiven Karzinom können als Adenom imponieren, villöse Adenome erhalten in 40% ein invasives Karzinom, ohne daß dieses immer makroskopisch zu erkennen wäre (siehe Kapitel »Kolorektale Polypen«, S. 111).

Eindeutig ist der makroskopische Endoskopiebefund bei exulzeriertem Wachstum oder der soliden sanduhrförmigen Stenose (Abb. 134 und 135).

Aus dem makroskopischen Erscheinungsbild eines kolorektalen Karzinoms läßt sich der Malignitätsgrad nicht ableiten, er ist abhängig vom Grad der Differenzierung im histologischen Bild. Größe und Ausdehnung des Karzinoms lassen allenfalls Rückschlüsse auf das erreichte Wachstumsstadium zu.

Die histologische Untersuchung von Biopsien sichert schließlich die Diagnose. Rektoskopisch können Knipsbiopsien von ausreichender Größe gewonnen werden. Sie sollten aus dem Zentrum des Tumors, beim schüsselförmigen Karzinom von der Innenseite des Randwalls gewonnen werden. Biopsien, die mit fiberoptischen Instrumenten gewonnen werden, sind kleiner, hier müssen multiple Proben entnommen werden.

Beim Nachweis eines kolorektalen Karzinoms sollten die genannten begünstigenden Erkrankungen, häufig assoziierte Erkrankungen und familiäre Belastungen ausgeschlossen werden. Desweiteren müssen über den Tumornachweis hinaus Metastasen oder die Beteiligung benachbarter Organe nachgewiesen oder ausgeschlossen werden.

Lebermetastasen mit einer Größe von 10 mm an aufwärts lassen sich sonographisch darstellen. Die Computertomographie hat hier die Erwartungen nicht erfüllt; mit ihr lassen sich bei dem derzeitigen Auflösungsvermögen der zur Verfügung stehenden Geräte Metastasen erst ab 2 cm Durchmesser mit hinreichender Sicherheit nachweisen.

Beim Rektumkarzinom hingegen zeigt die Computertomographie mit ausreichender Auflösung eine Infiltration in benachbarte Organe wie Blase, Samenblasen und Uterus. Bei entsprechendem Verdacht sollte präoperativ eine urologische Untersuchung mit intravenösem Urogramm zum Ausschluß von Stauungen und zur Darstellung eventuell vorliegender Impressionen der Blase sowie eine Zystoskopie zum Ausschluß einer Infiltration und Penetration der Blasenwand vorgenommen werden, analog dazu eine gynäkologische Untersuchung bei Verdacht auf Infiltration der weiblichen Genitalorgane.

Zum Ausschluß von Lungenmetastasen wird eine Lungenübersicht angefertigt. Neben den üblichen präoperativen Laboruntersuchungen sollte der präoperative Spiegel des kanzeroembryonalen Antigens (CEA) bestimmt werden. Wenn auch frühe Stadien mit Beschränkung des Tumorwachstums auf Mukosa und Submukosa nur in 20% eine tumorspezifische Erhöhung des Wertes zeigen, steigt die Rate bei Durchsetzung der Darmwand auf 50%, bei vorliegenden Lymphknotenmetastasen auf 70% und bei Fernmetastasen auf 80%. Die Bestimmung des CEA allein kann das Vorliegen des kolorektalen Karzinoms nicht nachweisen oder ausschließen, hingegen weist ein postoperativ gleichbleibender erhöhter Wert auf verbliebene Tumorreste oder Metastasen hin; nach postoperativem Abfall des Wertes zeigt ein erneutes Ansteigen das Auftreten eines Rezidivs oder von Metastasen an.

Abb. 134
Exulzeriertes Wachstum des kolorektalen Karzinoms

Abb. 135
Solides sanduhrförmig stenosierendes Wachstum

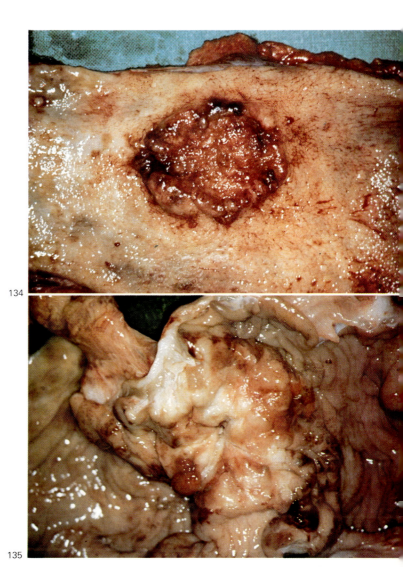

Pathologisch-anatomische Grundlagen für die Planung der stadiengerechten differenzierten Therapie

In der operativen Behandlung des Rektumkarzinoms konkurrieren heute 3 Verfahren, die sorgfältig voneinander getrennt werden müssen. Es sind dies die lokale Exzision, die kontinenzerhaltende Resektion und die abdominoperineale Amputation.

Die Indikation zu einem der beiden erstgenannten sphinktererhaltenden Eingriffe hängt von verschiedenen Kriterien ab, die bei der Auswahl unbedingt berücksichtigt werden müssen:

1. Stadium des Tumorwachstums,
2. Malignitätsgrad,
3. Höhe des Tumors,
4. lokale Operabilität.

Die Stadieneinteilung des Dickdarmkarzinoms bezieht sich auf die Infiltrationstiefe des Tumors in der Darmwand, Erreichen bzw. Einbruch in die Lymphbahnen, Überschreiten der Organgrenze, einen tumornahen oder tumorfernen Lymphknotenbefall sowie eine Fernmetastasierung. Mit diesen Ausbreitungsstufen assoziiert sind eine jeweils unterschiedliche therapeutische Notwendigkeit und Prognose.

Zur präoperativen Einstufung hat sich die klinische Stadieneinteilung nach *Mason* als hilfreich erwiesen (Tab. 11).

Die Beurteilung wird immer subjektiv gefärbt sein, sie erfordert Fingerspitzengefühl und große Erfahrung.

Neben dieser präoperativen klinischen Stadieneinteilung verwenden wir zur Abschätzung der Prognose im postoperativen Verlauf sowie zur Planung einer eventuell notwendigen erweiterten Therapie oder einer adjuvanten Zusatztherapie die bereits 1932 von *Dukes* eingeführte Klassifikation. Sie kann nur am sorgfältig aufgearbeiteten Resektionspräparat vorgenommen werden (Tab. 12).

Der Malignitätsgrad des Tumors erlaubt ebenfalls Rückschlüsse auf die Prognose. Mit ihm korreliert die Häufigkeit lymphogener Metastasen. Während beim Malignitätsgrad I, dem wohldifferenzierten Karzinom, Lymphknotenmetastasen nur in 25% zu finden sind, treten sie beim Malignitätsgrad II mit stellenweise starker Kernpolymorphie und reichlich Mitosen oder überwiegend soliden Arealen in über 40% und beim Malignitätsgrad III mit weitergehender Entdifferenzierung in über 80% auf.

Aus der Kombination von Infiltrationstiefe des Tumors und Malignitätsgrad kann man das Risiko der lymphogenen Metastasierung eines Tumors mit großer Zuverlässigkeit abschätzen, wie *Hermanek* anhand einer Untersuchung von 934 Adenokarzinomen des Rektums anschaulich dargestellt hat (Abb. 136).

Die topographische Lage eines Rektumkarzinoms, seine Beziehung zum Kontinenzorgan, mithin die Höhe vom äußeren Analring, beeinflussen die Entscheidung, ob eine kontinenzerhaltende Resektion möglich oder eine abdomino-perineale Amputation notwendig ist.

Chirurgisch-anatomisch teilen wir Rektum und Analkanal in 4 jeweils 4 cm lange Abschnitte, den Analkanal, unteres, mittleres und oberes Drittel, ein (Abb. 137). Die Zuordnung zu diesen Abschnitten erfolgt durch rektoskopische Messung der Entfernung des Tumorunterrandes vom äußeren Analring.

Untersuchungen von Exstirpationspräparaten durch *Miles, Westhues, Hermanek* und *Pollet* zeigten, daß sich ein Rektumkarzinom in der Regel sowohl intramural als auch retrograd über die Lymphbahnen nicht mehr als 15–20 mm über den makroskopisch erkennbaren Tumorrand ausbreitet. Daraus ergibt sich die Notwendigkeit, bei der Resektion nach distal einen Sicherheitsabstand, in situ am mobilisierten Rektum gemessen, von 5 cm einzuhalten.

Um die Kontinenz zu erhalten, muß nach der Resektion oberhalb der Linea dentata

Stadium I	Tumor frei beweglich, auf Mukosa und Submukosa beschränkt
Stadium II	Tumor beweglich, die Muskelwand bewegt sich mit, beginnende Infiltration der Muscularis propria
Stadium III	Beweglichkeit eingeschränkt, beginnende Infiltration perirektaler Strukturen
Stadium IV	Tumor fixiert, extrarektales Wachstum tastbar, ausgedehnte Infiltration perirektaler Strukturen

Tab. 11
Klinische Stadieneinteilung nach *Mason*

Dukes A	Infiltration der Submukosa oder auch der Muscularis propria, der Tumor ist auf die Darmwand beschränkt
Dukes B	Infiltration in das pararektale Fettgewebe, kein Lymphknotenbefall
Dukes C1	tumornahe Lymphknoten im Bereich der peripheren Verzweigung der zuführenden Arterie
Dukes C2	Lymphknoten am Stamm der zuführenden Arterie
Dukes D	zusätzliche Fernmetastasen

Tab. 12
Stadieneinteilung nach *Dukes*, modifiziert nach *Hermanek* (1978)

eine mindestens 2 cm lange Manschette des Rektums mit den in diesem Bereich vorhandenen somatischen Rezeptoren erhalten bleiben.

Addieren wir 4 cm Analkanal, 2 cm Rektummanschette und 5 cm Sicherheitsabstand, so folgt, daß die Untergrenze des Tumors bei 11 cm liegen muß, um mit einer Resektion nicht die Radikalität des Eingriffs oder die Kontinenz zu gefährden. Dabei muß berücksichtigt werden, daß durch die Mobilisation aus der sakralen Höhle, Trennung der lateralen Ligamente und Streckung des Rektums bei Tumoren des mittleren Drittels bis zu 5 cm an Höhe gewonnen werden können *(Goligher, Wagner).* Daraus folgt, daß bei Tumoren des mittleren Drittels in einer Höhe von 8–12 cm vom äußeren Analring die Entscheidung, ob eine Resektion möglich oder eine Amputation notwendig ist, außer dem erforderlichen Sicherheitsabstand und dem suprasphinktär zu erhaltenden Rektumanteil, durch die anatomischen Gegebenheiten diktiert wird.

Weiterhin wird die Verfahrenswahl durch die lokale Operabilität beeinflußt. Für die lokale Exzision unter Beachtung der genannten Kriterien des Malignitätsgrades eignen sich nur kleine Tumoren von 2–3 cm Durchmesser.

Auf die Entscheidung, ob eine Resektion oder eine Rektumamputation vorgenommen wird, hat die lokale Operabilität ebenfalls entscheidenden Einfluß. Bei Tumoren im mittleren Drittel, bei denen die mit der A. haemorrhoidalis superior verlaufenden Lymphbahnen nach kranial blockiert sind, kann es zu einer erheblichen retrograden Ausbreitung nach kaudal kommen. In diesem Fall ist es nicht sinnvoll, die mögliche kontinenzerhaltende Resektion auf Kosten der notwendigen Radikalität durchzuführen. Fortgeschrittenes Tumorwachstum mit Infiltration der Umgebung kann eine lokale Inoperabilität verursachen. Besonders bei sehr alten Patienten ist der Entschluß zu einer *Hartmann*schen Operation mit Blindverschluß des Rektumstumpfes und endständiger Sigmoidostomie sinnvoller als eine erzwungene erweiterte Resektion oder Amputation, zumal wir bei im Alter deutlich geringerer Wachstumsdynamik des Tumors lange Überlebenszeiten beobachten konnten.

Therapie

Aus den pathologisch-anatomischen Grundlagen für die Therapieplanung lassen sich anhand der genannten Kriterien Leitlinien für die Wahl der möglichen Operationsverfahren ableiten. Diese sind als Anhalt zu werten. Entscheidend für den letztendlich zu wählenden Weg ist der intraoperativ zu erhebende klinische und pathologisch-anatomische Befund. Bereits 1952 hat *Stelzner* eine »Individualchirurgie« auf der Basis einer »Individualpathologie« für das Rektumkarzinom gefordert: diese Forderung hat unverändert Gültigkeit.

Lokale Exzision des Rektumkarzinoms

Die lokale Exzision eines Rektumkarzinoms erlaubt keine weiten Sicherheits-

▶

Abb. 136
Lymphogene Metastasierung in Abhängigkeit von Malignitätsgrad und Infiltrationstiefe; nach *P. Hermanek:* Aufgaben des Pathologen bei Diagnose und Therapie. In: *Gall, F. P., P. Hermanek* und *M. Schweiger* (Hrsg.): Das Rektumkarzinom, S. 40–48. perimed, Erlangen 1982

Abb. 137
Die Topographie des Rektums

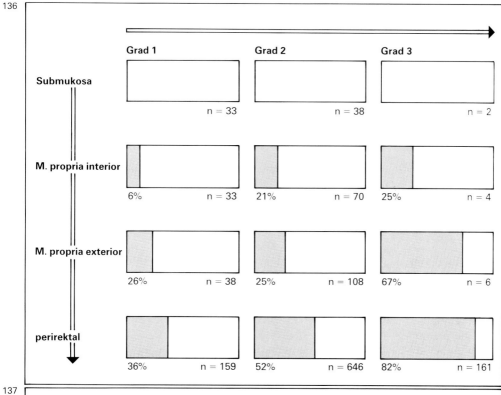

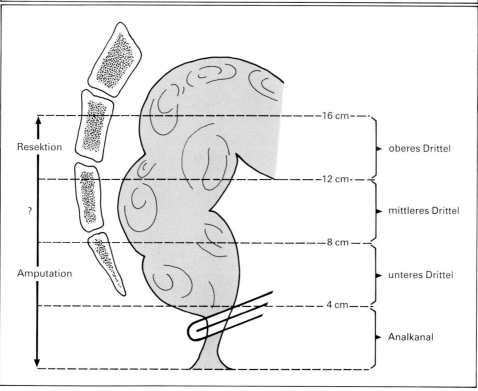

grenzen und läßt die regionalen Lymphbahnen unberührt. Sie wird in der Regel transanal durchgeführt, kann aber auch durch eine posteriore Rektotomie erfolgen. Die lokale Exzision ist nur dann zulässig, wenn die Wahrscheinlichkeit eines Befalls der regionalen Lymphknoten minimal ist.

Nach den Untersuchungen von *Hermanek* läßt sich die Wahrscheinlichkeit des Befalls regionaler Lymphknoten anhand des Malignitätsgrades und der Tiefeninfiltration zuverlässig abschätzen (Abb. 136). Demnach ist die lokale Exzision bei insulären, polypösen, nicht stenosierenden Tumoren mit einem Durchmesser von bis zu 30 mm gerechtfertigt, wenn die Submukosa nicht überschritten ist oder ein wohldifferenziertes Adenokarzinom die Muscularis propria eben erreicht hat. Zeigt sich bei höherem Malignitätsgrad, daß die Muscularis propria infiltriert ist oder ergibt sich eine tiefere Infiltration, ist eine Radikaloperation anzuschließen (Tab. 13).

Lokale Tumorexzisionen führen wir in der Regel transanal durch; dieses ist bei Tumoren, die die von *Hermanek* aufgestellten Kriterien erfüllen, immer möglich.

Tab. 13
Die Indikation zur Lokalexzision und gegebenenfalls zur anschließenden klassischen Radikaloperation; nach P. Hermanek: Aufgaben des Pathologen bei Diagnose und Therapie.
In: *Gall, F. P., P. Hermanek* und *M. Schweiger* (Hrsg.): Das Rektumkarzinom, S. 40–48. perimed, Erlangen 1982

---

klinisches Stadium I oder II *(Mason)* und Tumordurchmesser bis zu 3 cm

↓

primäre Polypektomie oder lokale Exzision

↓

definitive Entscheidung über therapeutisches Vorgehen nach sorgfältiger histologischer Untersuchung!

Indikationen zur anschließenden klassischen Radikaloperation:

absolute:
1. Entfernung nicht im Gesunden
2. »high risk«-Tumor:
   Adenokarzinom, Malignitätsgrad 3
   muzinöses Adenokarzinom, Malignitätsgrad 3
   Siegelringzellkarzinom
   (pleomorphes) undifferenziertes Karzinom
   oder
   Lymphgefäßeinbrüche histologisch nachweisbar

relative: Infiltration in Muscularis propria oder periproktal (pT_2)

klinische Studie	Schema	5-Jahresheilung nach	
		Operation	präoperativer Strahlentherapie
Stearns, M. W. u. Mitarb. (1974)	2000 rad (8 Fraktionen)	65% (414)	67% (376)
Rider, W. D. u. Mitarb. (1977)	500 rad Co-60 (1 Fraktion)	35% (56)	35% (55)
VASAG I *Higgins, G. A.* jr. u. Mitarb. (1975) *Roswit, B.* u. Mitarb. (1975)	2000–2500 rad (10 Fraktionen)	32% (353)	40% (347)
VASAG II *Higgins, G. A.* jr. u. Mitarb. (1981)	2000–2500 rad (10 Fraktionen) kurativ operiert 3150 rad (18 Fraktionen) kurativ operiert	34% (143) 52%	47% (162) 58%
EORTC-Studie *Gerard, A.* u. Mitarb. (1985)	3450 rad (15 Fraktionen)	65%	65%

Tab. 14
Präoperative Strahlentherapie des Rektumkarzinoms

VASAG = Veterans Administration Surgical Adjuvant Group
EORTC = European Organization for Research on Treatment of Cancer

Kontinenzerhaltende Resektion

Eine kontinenzerhaltende Resektion ist in der Regel immer durchführbar, wenn der Tumor im oberen Rektumdrittel lokalisiert ist und bei 65% der im mittleren Drittel lokalisierten Karzinome.

Da der bereits beschriebene Höhengewinn, gemessen von der Anokutanlinie nach Mobilisation des Rektums im mittleren Drittel bis zu 5 cm beträgt, gehen wir davon aus, daß Tumoren mit einem Unterrand bis zu 8 cm, von seltenen Ausnahmen abgesehen, einer Rektumamputation bedürfen, um ausreichende Sicherheit zu gewährleisten. Als Faustregel mag gelten, daß das Rektumkarzinom, welches leicht mit dem palpierenden Finger über seinen unteren wandständigen Rand hinaus zu tasten ist, einer Amputation bedarf, wenn es nicht so klein ist, daß es lokal exstirpiert werden kann.

Unter Beachtung der genannten Kriterien ist beim derzeitigen Stand der Diagnostik mit einem Rückgang der mittleren Verschleppungszeit (»fatale Pause«) auf 4,2 Monate damit zu rechnen, daß 4,5% der Karzinome lokal exzidierbar sind; 62,5% der Patienten können kontinenzerhaltend operiert werden, und 33% bedürfen einer abdomino-perinealen Rektumamputation.

Bei der Auswahl für das eine oder andere Operationsverfahren ist die Sicherheit für den Patienten das oberste Gebot, der Ehrgeiz, eine möglichst hohe Resektionsrate zu erzielen, darf nicht zu ihren Lasten gehen.

Adjuvante Therapie

Die adjuvante Chemotherapie des kolorektalen Karzinoms ist als Monotherapie oder Kombinationstherapie ausgiebig überprüft. Es gibt bisher keinen überzeugenden Hinweis, daß irgendeine Form der Chemotherapie zur Verlängerung der Überlebenszeit beiträgt, unabhängig vom Stadium des Leidens. Nach Untersuchungen von *Moertel* ist die Monotherapie unwirksam, die am besten wirksame Einzelsubstanz, das 5-FU, hat eine objektive Ansprechrate von 20%.

Für die Kombinationschemotherapie wird eine objektive Ansprechquote von bis zu 32% (5-FU + Methyl-CCNU + Vincristin) angegeben. Die Kombinationstherapie scheint etwas bessere Ansprechraten zu ergeben, verlängert jedoch auch nicht die Überlebenszeit. Nach *Moertel* gibt es kein Chemotherapiekonzept, das eine routinemäßige Anwendung rechtfertigt.

Die adjuvante präoperative Strahlentherapie des kolorektalen Krebses wurde nach Veröffentlichungen von *Stearns* (1974) und *Higgins* (1975) mit einiger Euphorie aufgenommen und überprüft. Verschiedene Dosierungen und Fraktionierungen wurden angewendet. Bisher kann man feststellen, daß durch die präoperative Bestrahlung die 5-Jahresheilung kolorektaler Karzinome nicht signifikant verbessert werden konnte. Die Ergebnisse sind für beide Geschlechter, alle Altersgruppen und Tumorstadien gleich. Ein Vorteil ergibt sich nach der 1985 publizierten EORTC-Studie durch eine Verminderung der Häufigkeit lokaler Rezidive. Diese wurden bei 35% der operierten Patienten nachgewiesen, jedoch nur bei 15% derer, die eine präoperative Bestrahlung erhielten. Nach dieser Untersuchung war die Zahl aufgetretener Fernmetastasen gleich. Andere Studien berichten über ein gehäuftes Auftreten von Fernmetastasen bei ebenfalls geringerer Zahl lokaler Rezidive.

Trotz früherer positiver Berichte über den Wert der präoperativen Strahlentherapie gibt es heute keinen Beweis, daß die Überlebenschance beim kolorektalen Karzinom mit routinemäßiger präoperativer Bestrahlung niedrigen oder mittleren Dosen gesteigert wird (Tab. 14).

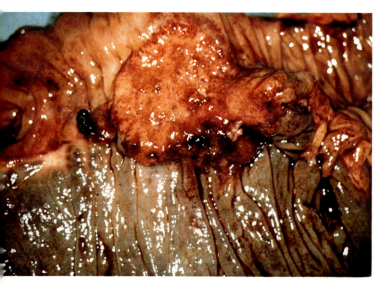

Abb. 138
Anastomosenrezidiv nach iliorektaler Anastomose

Abb. 139
Solitäre Lebermetastase eines Rektumkarzinoms

Abb. 140
Solitäre Lungenmetastase eines Rektumkarzinoms

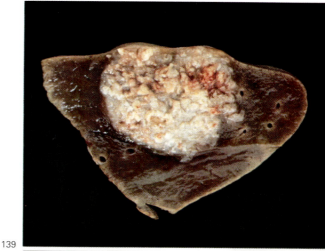

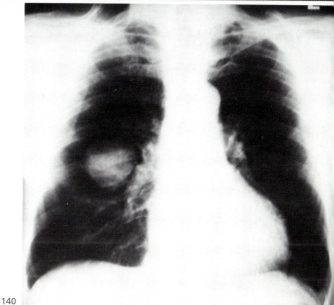

Nachsorge

Lokale Rezidive, metakrone Zweitkarzinome, Metastasen und Stomakomplikationen bedingen eine konsequente Nachsorge und Dokumentation.

Die Häufigkeit von lokalen Rezidiven oder Anastomosenrezidiven wird in der Literatur im Mittel mit 30% angegeben. Wir konnten lokale Rezidive in 7,9% nachweisen. Durch endoskopische Untersuchungen können Anastomosenrezidive (Abb. 138) früh erfaßt und in 45% kurativ behandelt werden. Problematischer ist das extraluminale Rezidiv im kleinen Becken, welches in der Regel später erkannt wird und nur in 25% durch eine Rektumamputation behandelt werden kann.

Die Resektion solitärer Leber- oder Lungenmetastasen führt zu einer 5-Jahres-Überlebenszeit von etwa 30% (Abb. 139 und 140).

Da lokale Rezidive und Metastasen in den ersten 18 Monaten nach einer Operation am häufigsten auftreten, muß die Nachsorge in dieser Zeit besonders engmaschig gefaßt sein. Wir untersuchen unsere Patienten nach Rektumresektion oder -amputation erstmals nach 6 Wochen, dann in den ersten 2 Jahren in vierteljährlichen Abständen, danach halbjährlich. Neben der klinischen Untersuchung wird dabei das CEA bestimmt, nach Resektionen grundsätzlich die Anastomose inspiziert, eine Sonographie der Leber vorgenommen und eine Lungenübersicht angefertigt. Nach Rektumamputationen folgt jeweils eine Computertomographie des kleinen Beckens. Ist auch die Ausbeute an kurablen Rezidiven, gemessen am Aufwand, gering, werden hier doch viele begleitende Probleme, z. B. Schwierigkeiten bei der Stomaversorgung nach Rektumamputationen, erkannt und gelöst.

Die 5-Jahres-Überlebenszeit liegt heute im Mittel bei 62%, für das Stadium *Dukes* A über 80%. Dieses zeigt die Notwendigkeit einer frühen Diagnose. Nur Anstrengungen in diese Richtung sind heute in der Lage, die Ergebnisse in der Behandlung des kolorektalen Karzinoms zu verbessern.

Vorbereitung und Nachbehandlung bei proktologischen Eingriffen

Vorbereitung auf die proktologische Operation

In der Regel ist bei proktologischen Eingriffen eine besondere Vorbereitung nicht notwendig, häufig sogar hinderlich. Die verbreitete Gabe eines Laxans am Tag vor dem Eingriff führt zu einer Beschleunigung der Darmpassage und oft zum Austritt dünnflüssigen Stuhls während der Operation. Sie trägt somit zur Übersicht im Operationsgebiet nicht bei und führt aufgrund der intraoperativen Entleerung zu Verunreinigungen im Operationssaal.

Lediglich bei hohen Fisteln und bei allen Operationen, die eine Eröffnung des Darmes oder eine Darmresektion erfordern, führen wir vorbereitend eine perorale Darmspülung durch (Tab. 15).

Diese Vorbereitung wird auch von alten Patienten sehr gut toleriert, wesentliche Elektrolyt- oder Flüssigkeitsverschiebungen konnten nicht beobachtet werden. Wir verzichten lediglich bei massiver Stenosierung auf diese Vorbereitung und geben über einen Zeitraum von 8 Tagen dünndarmresorbierbare Astronautenkost.

Tab. 15
Vorbereitung zu Dickdarmoperationen

2–3 Tage flüssige hochkalorische Ernährung

am Tag vor dem Eingriff perorale Darmspülung mit 5–6 Liter Spüllösung (1 Liter/45 Minuten)

Zusammensetzung		Konzentration	
NaCl	6,5 g/l	Na^+	141 mval/l
$NaHCO_3$	2,5 g/l	K^+	10 mval/l
KCl	0,7 g/l	Cl^-	121 mval/l
		HCO_3	30 mval/l

Nachbehandlung

Die Analchirurgie hat durch das Stopfrohr und die »Darmruhigstellung« mit Opium einen nachhaltig schlechten Ruf erfahren. Während das Stopfrohr in der unmittelbar postoperativen Phase erhebliche Schmerzen verursacht, führt die Darmruhigstellung zur Eindickung des Darminhalts durch Wasserentzug und damit zu erheblichen Schmerzen durch mechanische Irritation bei der ersten Defäkation. In der Analchirurgie ist für beides kein Platz mehr!

Die Wundheilung im Analbereich zeigt Besonderheiten, denen im postoperativen Verlauf Rechnung getragen werden muß. Bis auf Ausnahmen (z. B. Hämorrhoidektomie nach *Parks*) bleiben Wunden im Analkanal und der Perianalregion offen der Granulation aus der Tiefe überlassen. Dabei heilen die Wunden der Perianalregion schneller als die der mechanischen Irritation durch die Stuhlpassage unterliegenden Wunden im Analkanal. Nach Fistelexstirpationen bestehende tiefe Wunddefekte heilen an der Oberfläche schneller, da die Wundverkleinerung durch Schrumpfung kollagener Fasern rascher verläuft als die Granulation des subkutanen Fettgewebes.

Wunden im Analbereich sind in der Regel durch die Darmflora oder saprophytäre Hautkeime besiedelt. Das führt bei offener Behandlung nicht zu einer Wundinfektion, bei primärem Wundverschluß ist diese jedoch zu erwarten.

Der Patient ist nach der proktologischen Operation am häufigsten durch Schmerzen, Störung der Kontinenz, Wundsekretion und Stuhlschmieren belästigt. Während die Rektumschleimhaut nicht sensibel ist, sind Analkanal und Perianalregion erheblich schmerzempfindlich. Durch mechanische Irritation kommt es neben der Behinderung der Wundheilung, besonders bei hartem Stuhl, zu Schmerzen, die zu reflektorischen Spasmen des Sphincter internus führen können und dann analog zur Analfissur länger anhalten. Der spontane Wundschmerz in der Analregion verliert sich in der Regel innerhalb von Stunden, der Schmerz bei der Defäkation in 2–3 Tagen.

Eine passagere Störung der Feinkontinenz kann infolge einer intraoperativ vorgenommenen Sphinkterdehnung, durch die Dehnung mit dem Analsperrer oder durch die longitudinalen Wunden im Analkanal nach einer Hämorrhoidektomie nach *Milligan-Morgan* auftreten. Letztere wird durch die meistens gleichzeitig bestehende Wundsekretion überlagert. Nach einer Sphinkterdehnung verliert sich die Störung innerhalb von 4–6 Wochen, nach einer Hämorrhoidektomie nach 1–2 Wochen.

Besonders nach der Operation ausgedehnter Fisteln mit tiefen sekundär heilenden Defekten oder Wundgräben kommt es bei nicht ausreichender Reinigung der Analregion nach der Defäkation durch ein Sitzbad oder Abduschen zum Schmieren durch in den Wunden retinierte Stuhlreste.

Verbleiben nach Abschluß der Wundheilung nach ausgedehnter Fisteloperation narbige Defekte in der Perianalregion, kann dieses Phänomen persistieren und auf Dauer Waschungen oder Bäder nach der Defäkation notwendig machen.

Das Ziel der Nachbehandlung nach Eingriffen in der Analregion ist die rezidivfreie Heilung, Schmerzfreiheit und intakte Kontinenz. Komplikationen im Heilverlauf müssen frühzeitig erkannt und korrigiert werden.

Die Wundheilung verläuft unkompliziert, wenn eine adäquate Drainage sekundär heilender Wunden besteht. Diese muß durch Exzision der perianalen Haut ausreichend breit angelegt werden. Wunden im Analkanal müssen verheilt sein, ehe zum Beispiel der zur Drainage exzidierte äußere Hautdefekt nach einer Hämorrhoidektomie zugeheilt ist.

Nach Operationen von Analfisteln sind Rezidive durch eine frühzeitige Revision mit trichterförmiger Exzision der im Perianalbereich schnell schrumpfenden Hautdefekte zu verhindern.

Schmerzen in der postoperativen Phase beeinträchtigen das Wohlbefinden des Patienten erheblich. Besonders die 1. Defäkation nach einer Operation wird mit Spannung erwartet; bei hartem Stuhl nach Verzögerung der Darmpassage mit Opiumtropfen ist diese sehr schmerzhaft.

Durch Instillation von 20 ml handwarmer Vaseline in den Analkanal zum Abschluß der Operation und Gabe eines milden Laxans oder Quellmittels mit der 1. postoperativen Mahlzeit wird der Defäkationsschmerz gemildert, so daß Analgetika nicht notwendig sind.

Ein Stopfrohr, Verbandsstoff oder Tamponaden verursachen Schmerzen, solange sie im Analkanal liegen. Wir verwenden sie nicht mehr. Postoperativ wird nach Eingriffen im Analbereich eine große Vorlage mit selbstklebendem Mullverband fixiert, perianale Höhlen nach Fistelexstirpation werden mit Fettgaze ausgelegt und mit Mulltupfern locker tamponiert. Im Bereich der Perianalhaut darf die Tamponade etwas fester sein, um die Hautränder auseinander zu drängen und die trichterförmige Heilung durch Granulation aus der Tiefe zu ermöglichen. Dieses ist auch möglich durch Anwendung von Silikonschaum, der in die Wunde gegeben wird und dort polymerisiert. Schrittweise kann dann die Spitze dieses Ausgußkegels gekürzt werden und Raum für die Granulation aus der Tiefe freigeben.

Nur selten sind lokalanalgesierende Externa, wie *Proktospray, Anaesthesin-Salbe* oder *Xylocain-Gel* notwendig.

Sitzbäder, 2–3mal täglich vom 1. postoperativen Tag an, verschaffen Linderung des spontanen Wundschmerzes. Sie haben eine lokal antiphlogistische Wirkung und reinigen die Analregion von Wundsekret und Stuhlresten. Die Bäder werden mit Zusatz von Kern- oder Schmierseife durchgeführt. Andere Badezusätze sind teuer und bringen keine weiteren Vorteile.

Die lockere Tamponade tieferer Defekte wird nach dem Bad erneuert, darüber hinaus wird eine Vorlage zum Auffangen des Wundsekretes und damit zur Verhinderung von Verschmutzung der Wäsche zweckmäßig mit einer elastischen Netzhose getragen.

Eine leicht sanguinolente Wundsekretion ist harmlos. Nachblutungen nach Operationen im Analbereich sind selten, sie müssen chirurgisch gestillt werden. Störungen der Kontinenz, die mehr als 6 Wochen anhalten, bedürfen der Klärung und gegebenenfalls der operativen Korrektur.

In allen Phasen des postoperativen Verlaufes empfiehlt es sich, den Patienten über die Situation aufzuklären. Manche Verstimmung und eventuell unberechtigte Regreßforderungen lassen sich so vermeiden.

Die Nachbehandlung an Beispielen

Exzision von Perianalvenenthrombosen:

2–3mal täglich ein Sitzbad, Vorlage bis zum Abschluß der Wundheilung, die normal in einigen Tagen erfolgt. Kontrolluntersuchung nach 2 Wochen, dann auch Injektionsbehandlung der sehr häufig gleichzeitig vorliegenden Hämorrhoiden.

Fissurektomie und Sphinkterotomie, Hämorrhoidektomie:

2–3mal täglich ein Sitzbad, Vorlage, ein mildes Laxans, schlackenreiche Kost, wöchentliche digitale Kontrolluntersuchung (Sphinkterdehnung!) bis zum Abschluß der Wundheilung.

Periproktitischer Abszeß:

3mal täglich ein Sitzbad, lockere Tamponade, Vorlage, Kontrolluntersuchungen 2mal wöchentlich, bei guter Granulation aus der Tiefe wöchentlich. Nach gleichzeitiger Exstirpation des Fistelgangs ist eine Heilung möglich, nach Inzision eine spätere Fistelsanierung notwendig. Diese kann bei reizlosen Wundverhältnissen nach etwa 3 Wochen durchgeführt werden.

Analfistel:

3mal täglich ein Sitzbad, lockere Tamponade in der Tiefe, feste Tamponade im Bereich der äußeren Wundöffnung, Vorlage. Wird die trichterförmige Wunde durch zu rasche Schrumpfung der perianalen Haut röhrenförmig, muß revidiert und der äußere Bereich erweitert werden. Kontrolluntersuchungen 2mal wöchentlich, bei reizloser Granulation wöchentlich bis zum Abschluß der Wundheilung. Wundrevisionen werden in der Regel in Narkose vorgenommen.

Literatur

ALDAY, E. S.: Pilonidalcyst and Sinus.
Surg. Clins N. Am. **53**, 559−563 (1973).

ARNDT, M. u. B. LINGEMANN: Die abdominale Rektopexie mittels Polyglactin 910 *(Vicryl)* Netzen. Erste Erfahrungen.
Helv. chir. Acta **50**, 765−769 (1983).

ARNOLD, K.: Persönliche Mitteilung.

BACON, H. E.: Anus, rectum and sigmoid colon.
Lippincott, Philadelphia 1949.

BALL, C.: The rectum: Its diseases and developmental defects. Zit. nach J. C. GOLIGHER.
Frowde, Hodder and Stoughton, London 1908.

BARRON, J.: Office ligation of internal hemorrhoids.
Am. J. Surg. **105**, 563−570 (1963).

BÜNTE, H. u. B. LINGEMANN: Proktologie für die Praxis. 2. Das Kontinenzorgan, Inkontinenz und Wiederherstellung.
chir. praxis **23**, 575−584 (1977/78).

FARTHMANN, E. H. u. R. WINKLER:
Gefahren und Grenzen der ambulanten Proktologie.
Chirurg **53**, 343−349 (1982).

GERARD, A. u. Mitarb.: Interim analysis of a phase III study on preoperative radiation therapy in resectable rectal carcinoma.
Cancer **55**, 2373−2379 (1985).

GOLIGHER, J. C.: Surgery of the Anus Rectum and Colon.
Bailliére Tindall, London 1980.

HANSEN, H. u. F. STELZNER: Proktologie.
Springer, Berlin-Heidelberg-New York 1981.

HAWLEY, P. R. u. J. K. RITCHIE: Indication, Technique and Results of Transanal Tumor Excision. In: REIFFERSCHEID, M. u. S. LANGER (Hrsg.): Der Mastdarmkrebs.
Thieme, Stuttgart-New York 1980.

HERMANEK, P.: Aufgaben des Pathologen bei Diagnose und Therapie. In: GALL, F. P., P. HERMANEK u. M. SCHWEIGER (Hrsg.): Das Rektumkarzinom, S. 40−48.
perimed, Erlangen 1982.

HERMANEK, P. u. Mitarb.: Bioptische Differential-
diagnose zwischen Colitis ulcerosa und Morbus
Crohn.
Leber-Magen-Darm **9**, 283–293 (1979).

HERMANEK, P. u. F. P. GALL: Der aborale
Sicherheitsabstand bei der sphinktererhaltenden
Rektumresektion.
Chirurg **52**, 25–29 (1981).

HIGGINS, G. A. jr. u. Mitarb.: Preoperative
radiotherapy for colo-rectal cancer.
Ann. Surg. **181**, 624–631 (1975).

HIGGINS, G. A. jr. u. Mitarb.: Adjuvant therapy
for large bowel cancer. Update of veterans
administration surgical oncology group trials.
Surg. Clins N. Am. **61**, 1311–1320 (1981).

HOLZGREVE, A., H. SCHWERING u.
B. LINGEMANN: Schmerzen im Analbereich –
Behandlungsmöglichkeiten in der prokto-
logischen Sprechstunde.
Klinikarzt **11**, 1101–1103 (1982).

LINGEMANN, B. u. H. BÜNTE: Proktologie für die
Praxis. 4. Hämorrhoiden.
chir. praxis **25**, 85–93 (1979).

LINGEMANN, B. u. H. BÜNTE: Proktologie für die
Praxis. 5. Rektumprolaps.
chir. praxis **26**, 69–75 (1979/80).

LINGEMANN, B. u. H. SCHWERING: Die
ambulante laterale Sphinkterotomie zur
Behandlung der chronischen Analfissur. In:
WINKLER, R.: Proktologische Indikationen und
Therapie.
Enke, Stuttgart 1982.

MASON, A. Y.: Malignant tumors of the rectum:
local excision.
Clin. Gastroenterol. **4**, 582–593 (1975).

MILES, W. E.: Cancer of the rectum.
Harrison & Sons, London 1926.

MOERTEL, Ch. G.: Chemotherapy of colo-rectal
cancer. In: GRUNDMANN, E. (Hrsg.): Colon
cancer, S. 207–216.
Gustav Fischer, Stuttgart 1978.

MORSON, B. C.: Die Adenom-Karzinom-Sequenz
im Dickdarm. In: GALL, F. P., P. HERMANEK u.
M. SCHWEIGER (Hrsg.): Das Rektumkarzinom,
S. 55–60.
perimed, Erlangen 1982.

MORSON, B. C.: Evolution of cancer of the colon
and rectum.
Cancer **34**, 845–849 (1974).

NOTARAS, M. J.: Lateral subcutaneous
sphincterotomy for anal fissure – a new
technique.
Proc. R. Soc. Med. **62**, 713–719 (1969).

PARKS, A. G., P. H. GORDON u. J. W. HARDCAST-
LE: A classification of fistula-in-ano.
Br. J. Surg. **63**, 1–12 (1976).

POLLET, W. G. u. R. J. NICHOLLS: The
relationship between the extent of distal
clearance on survival and local recurrence rates
after curative anterior resection for carcinoma of
the rectum.
Ann. Surg. **198**, 159–163 (1983).

RIDER, W. D. u. Mitarb.: Preoperative irradiation
in operable cancer of the rectum: Report of the
Toronto Trial.
Can. J. Surg. **20**, 335–338 (1977).

ROSS, S. T.: Synopsis of treatment of anorectal
diseases.
Mosby, St. Louis 1959.

ROSWIT, B., G. A. HIGGINS jr. u. R. J. KEEHN:
Preoperative irradiation for carcinoma of the
rectum and rectosigmoid colon: Report of a
national veterans administration randomized
study.
Cancer **35**, 1597–1602 (1975).

SCHWEIGER, M.: Rektumprolaps und Ulcus
simplex recti des Erwachsenen.
Klinikarzt **12**, 84–96 (1983).

SCHWEMMLE, K. u. J. HUNGER: Der ano-rektale
Prolaps.
Dt. med. Wschr. **98**, 1125–1129 (1973).

SHOREY, B. A.: Pilonidal sinus treated by phenol
injection.
Br. J. Surg. **62**, 407–408 (1975).

STEARNS, M. W. u. Mitarb.: Preoperative roentgentherapy for cancer of the rectum and rectosigmoid.
Surg. Gynec. Obstet. **138,** 584–586 (1974).

STELZNER, F.: Die anorektalen Fisteln.
Springer, Berlin-Heidelberg-New York 1976.

STELZNER, F.: Zur Individualpathologie und Individualchirurgie des Mastdarmkrebses.
Langenbecks Arch. klin. Chir. **272,** 101–135 (1952).

THOMPSON, H. R.: Persönliche Mitteilung.

WAGNER, W., W. SCHELLERER u. P. HERMANEK: Rektoskopische Höhenlokalisation des Rektumkarzinoms.
Münch. med. Wschr. **120,** 215–218 (1978).

WELIN, S. u. G. WELIN: The double contrast examination of the colon. Experiences with the Welin-modification.
Thieme, Stuttgart 1976.

WESTHUES, H.: Die pathologisch-anatomischen Grundlagen der Chirurgie des Rektumkarzinoms.
Thieme, Leipzig 1934.

WIENERT, V.: Anorektale spitze Condylome. In: KNOCH, H.-G., Th. HAGER u. W. L. FRANK (Hrsg.): Aktuelle Kolo-Proktologie, S. 43–48.
Edition Nymphenburg, München 1985.

WINKLER, R.: Die anorektale Inkontinenz.
Aktuelle Chir. **18,** 151–198 (1983).